MEU INCRÍVEL ATLAS
CORPO HUMANO

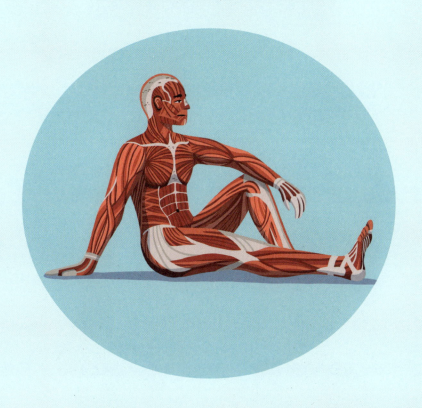

Happy Books

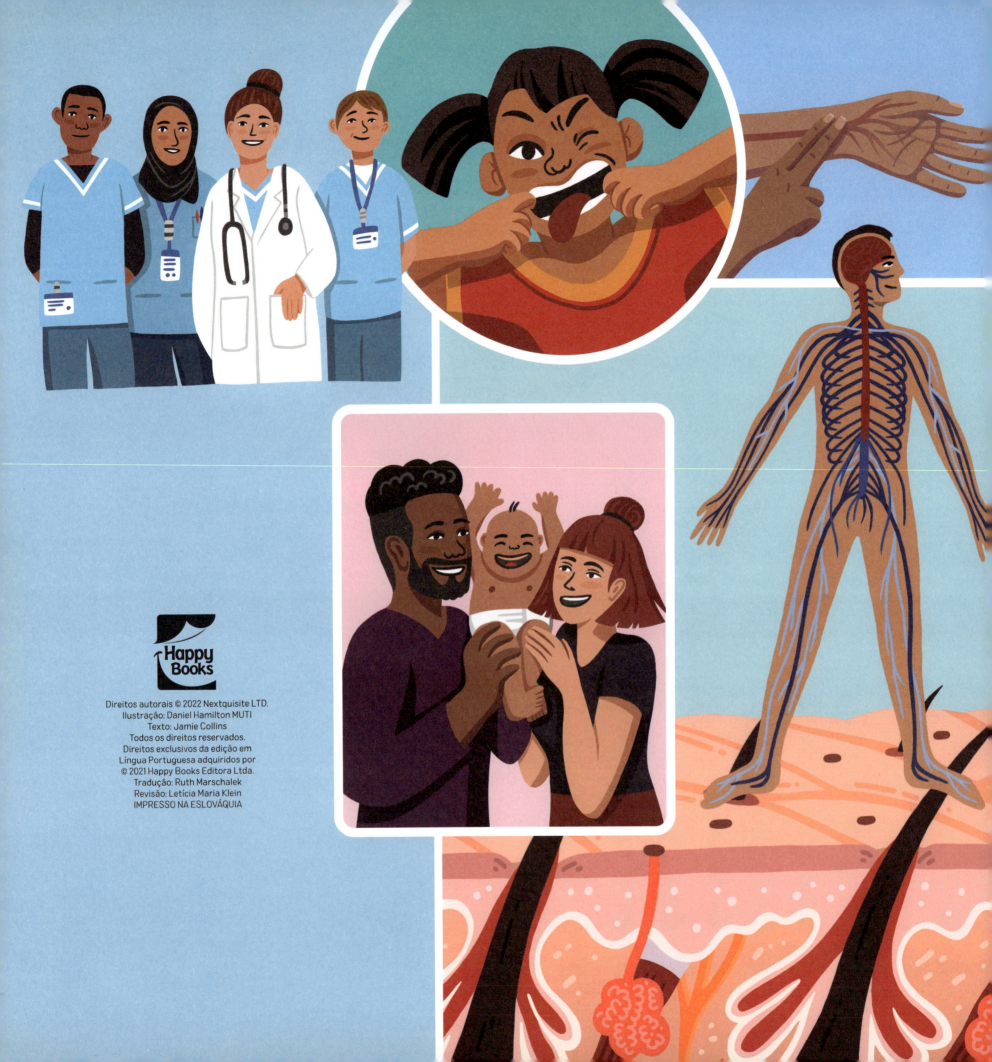

Direitos autorais © 2022 Nextquisite LTD.
Ilustração: Daniel Hamilton MUTI
Texto: Jamie Collins
Todos os direitos reservados.
Direitos exclusivos da edição em
Língua Portuguesa adquiridos por
© 2021 Happy Books Editora Ltda.
Tradução: Ruth Marschalek
Revisão: Letícia Maria Klein
IMPRESSO NA ESLOVÁQUIA

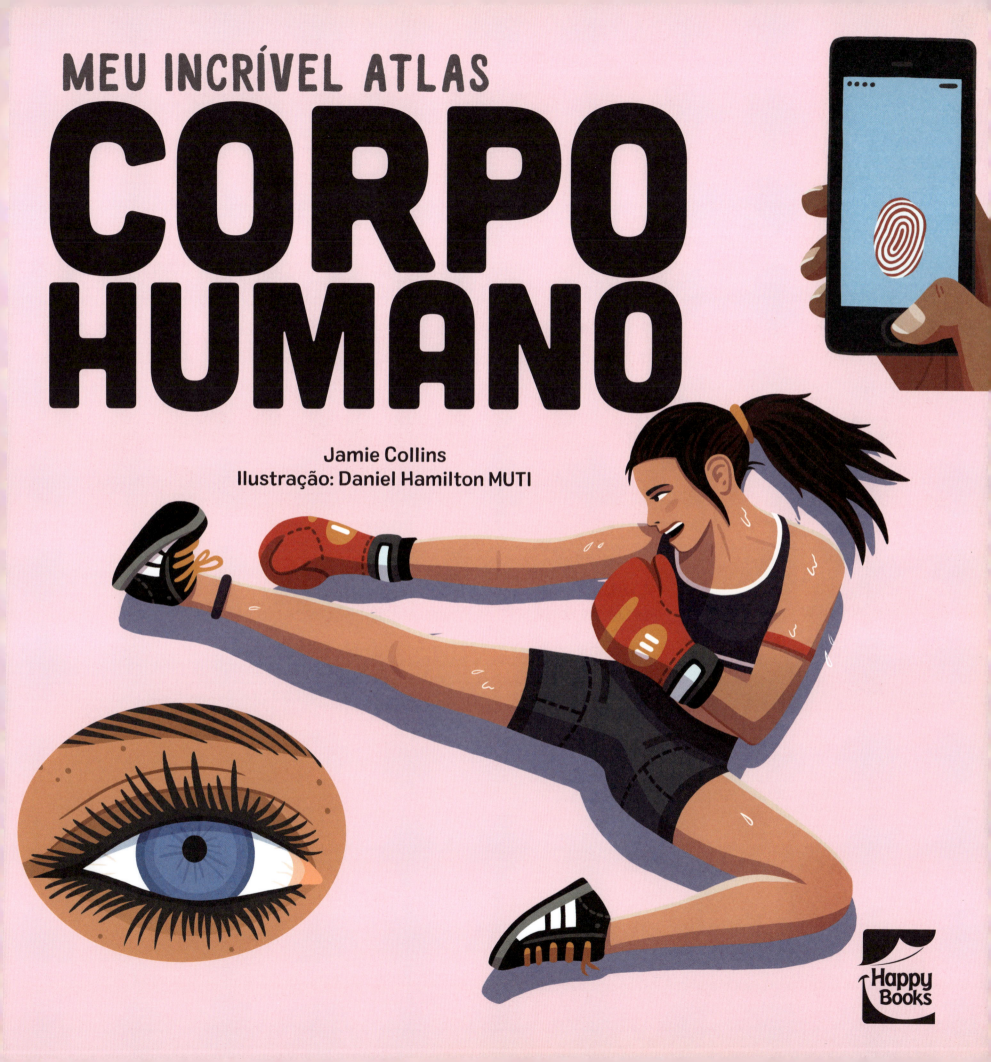

SUMÁRIO

6-7 **O CORPO HUMANO**
Introdução

8-9 **CÉLULAS IMPRESSIONANTES**
Os blocos de construção

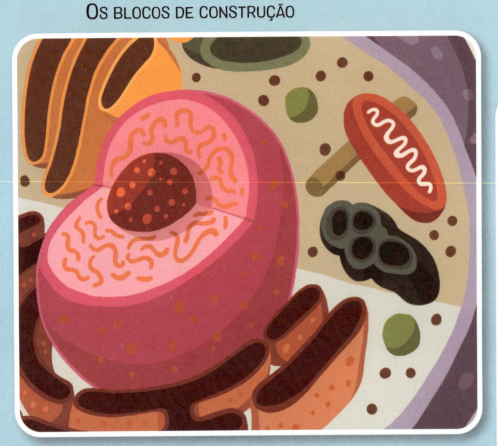

10-11 **DNA E GENES**
Genética

12-13 **POR QUE OS OSSOS IMPORTAM**
O sistema esquelético

14-15 **MÚSCULOS PODEROSOS**
O sistema muscular

16-17 **O INVÓLUCRO**
Pele, cabelo & unhas

18-19 **ESCRITÓRIO CENTRAL**
O cérebro & a medula espinhal

20-21 **SOM E VISÃO**
Ouvidos, olhos & equilíbrio

22-23 **SENSACIONAL!**
Tato, paladar & olfato

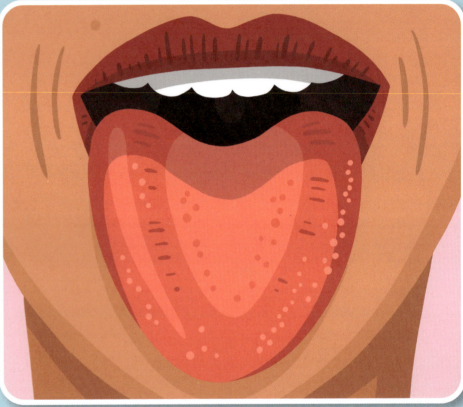

24-25 **O CORAÇÃO PULSANTE**
O sistema cardiovascular

26-27 **O MAGNÍFICO SANGUE**
Tudo sobre o sangue

28-29 **O FÔLEGO DA VIDA**
Os pulmões & o sistema respiratório

30-31 **PARA ONDE VAI A COMIDA**
O sistema digestório

32-33 **O TRATAMENTO DE ÁGUA**
O sistema urinário

34-35 **OS DEFENSORES**
O sistema imunológico

42-43 **ESTÁGIOS DA VIDA**
Ciclos da vida

44-45 **PERMANECER SAUDÁVEL**
Cuidando de si

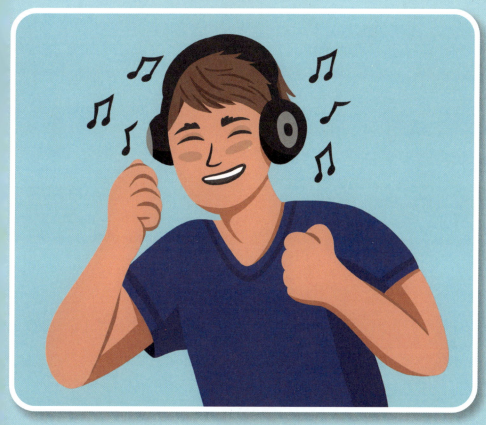

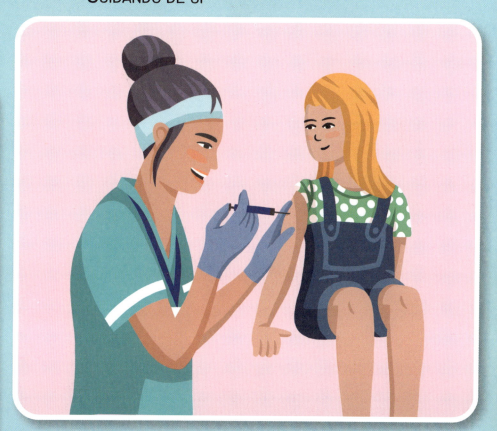

36-37 **HORMÔNIOS ATROZES**
O sistema hormonal

38-39 **A PRÓXIMA GERAÇÃO**
O sistema reprodutivo

40-41 **SER DIFERENTE**
Deficiências

46-47 **O FUTURO**
Avanços médicos

48 **ÍNDICE & AGRADECIMENTOS**

O CORPO HUMANO

As bilhões de pessoas vivas atualmente são todas membros da mesma espécie: *Homo sapiens*. Podemos parecer bastante diferentes uns dos outros, mas os nossos corpos são consideravelmente parecidos. Todos nós somos descendentes dos primeiros humanos modernos que viveram na África há cerca de 300.000 anos.

Cada átomo em seu corpo tem milhões de anos. Cerca de 62% dos seus átomos são compostos de hidrogênio que foi formado durante o Big Bang há 13,7 bilhões de anos. Você é **poeira estelar!**

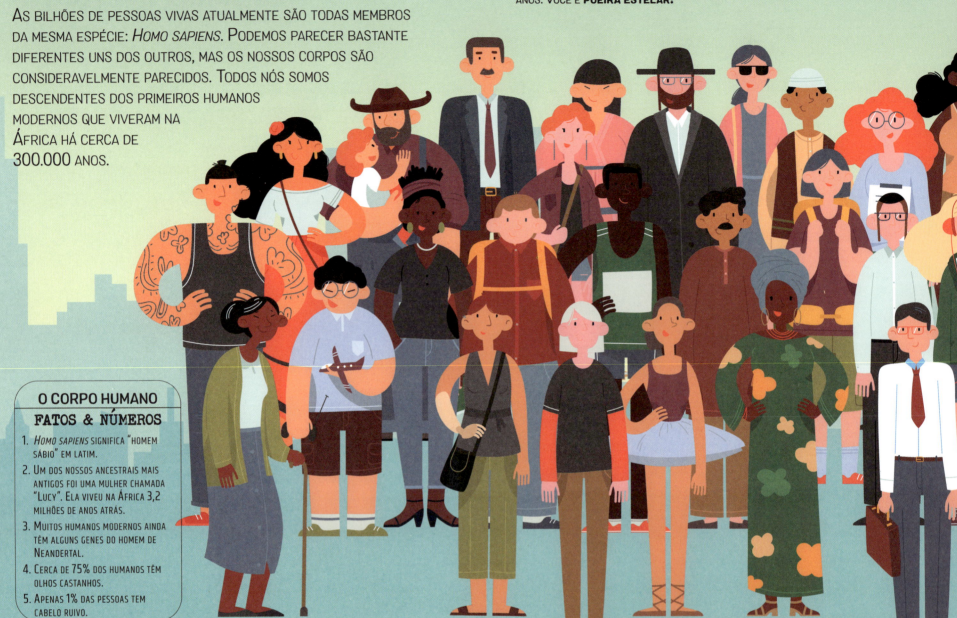

O CORPO HUMANO
FATOS & NÚMEROS

1. *Homo sapiens* significa "homem sábio" em latim.
2. Um dos nossos ancestrais mais antigos foi uma mulher chamada "Lucy". Ela viveu na África 3,2 milhões de anos atrás.
3. Muitos humanos modernos ainda têm alguns genes do homem de Neandertal.
4. Cerca de 75% dos humanos têm olhos castanhos.
5. Apenas 1% das pessoas tem cabelo ruivo.

O SEU CORPO SE MODIFICA CONFORME VOCÊ CRESCE

Quando você é uma criança, você não é apenas menor do que um adulto, você também é ligeiramente diferente. O seu coração bate mais rápido, você respira mais rápido e você tem mais ossos. Você não está totalmente crescido até estar nos seus vinte anos.

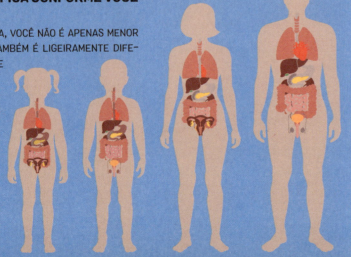

VOCÊ É COMPLICADO

Os cientistas estão trabalhando duro para construir robôs que sejam humanos, ou mesmo parecidos com humanos. Eles ainda não tiveram sucesso. O corpo humano é um maquinário muito complexo.

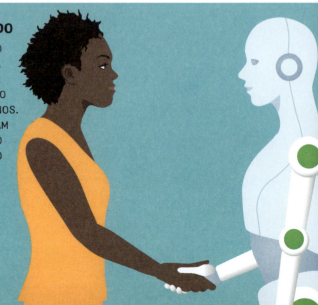

6 INTRODUÇÃO

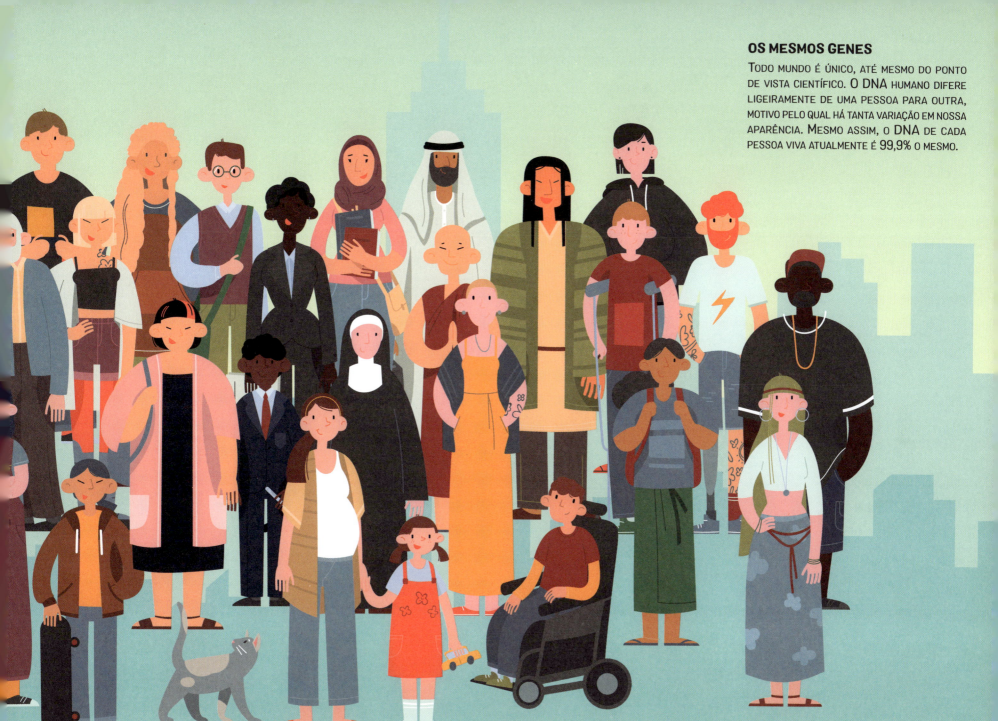

OS MESMOS GENES

Todo mundo é único, até mesmo do ponto de vista científico. O DNA humano difere ligeiramente de uma pessoa para outra, motivo pelo qual há tanta variação em nossa aparência. Mesmo assim, o DNA de cada pessoa viva atualmente é 99,9% o mesmo.

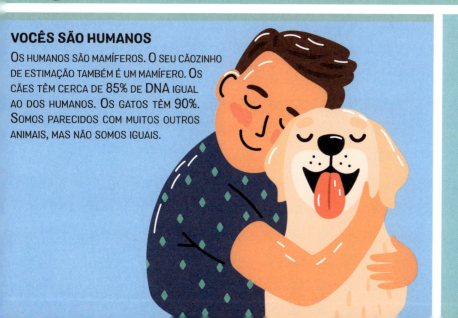

VOCÊS SÃO HUMANOS

Os humanos são mamíferos. O seu cãozinho de estimação também é um mamífero. Os cães têm cerca de 85% de DNA igual ao dos humanos. Os gatos têm 90%. Somos parecidos com muitos outros animais, mas não somos iguais.

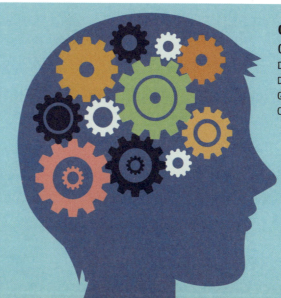

O SEU CÉREBRO IMPRESSIONANTE

O cérebro humano é o que torna você diferente dos outros animais. Os bilhões de neurônios dentro do seu cérebro permitem que você pense, fale e aja de maneiras mais complexas.

CÉLULAS IMPRESSIONANTES

As células são os blocos de construção da vida. Cada ser humano começa como uma célula única, que se divide para tornar-se todos os tipos de células diferentes no corpo. Células similares se juntam para formar tecidos, como sangue e ossos. Os tecidos se juntam para formar órgãos, como o coração e os pulmões.

TECIDOS

Quando células similares se unem e trabalham juntas, elas formam tecidos. Existem quatro tipos principais de tecidos. Os diferentes tipos muitas vezes se agrupam para formar órgãos, como o rim, o fígado ou o coração.

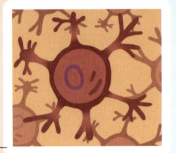

Tecidos nervosos são longas extensões das células nervosas, ou neurônios, que transmitem sinais pelo corpo.

TIPOS DE CÉLULAS

Você tem cerca de 200 tipos diferentes de células em seu corpo. Aqui você consegue ver algumas das mais comuns.

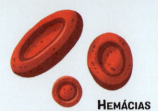
Hemácias

Célula nervosa

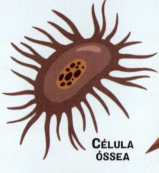
Célula óssea

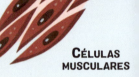
Células musculares

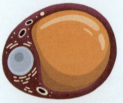
Célula adiposa

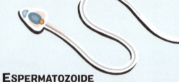
Espermatozoide

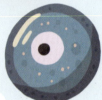
Óvulo

Células epiteliais

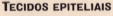

Tecidos epiteliais alinham-se na superfície da pele e nos órgãos ocos, como o intestino.

Órgãos são feitos de mais de um tipo de tecido. Por exemplo, o coração tem tecido muscular e tecido conectivo. O sangue é uma forma de tecido líquido.

CÉLULAS-TRONCO

As células-tronco se encontram na medula óssea, no coração e no cérebro. Elas são especiais porque podem se transformar em células de qualquer tipo.

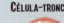
Célula-tronco

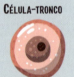
Duplica-se em mais células-tronco

Duplica-se em células especializadas

Células adiposas

Células nervosas

Hemácias

Óvulos

Células musculares

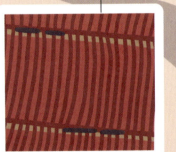

Tecidos musculares são feitos de fibras que puxam e comprimem partes do corpo para fazê-las se mover.

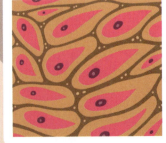

Tecidos conectivos dão sustentação ao corpo e o mantêm coeso, como, por exemplo, os ossos e a cartilagem.

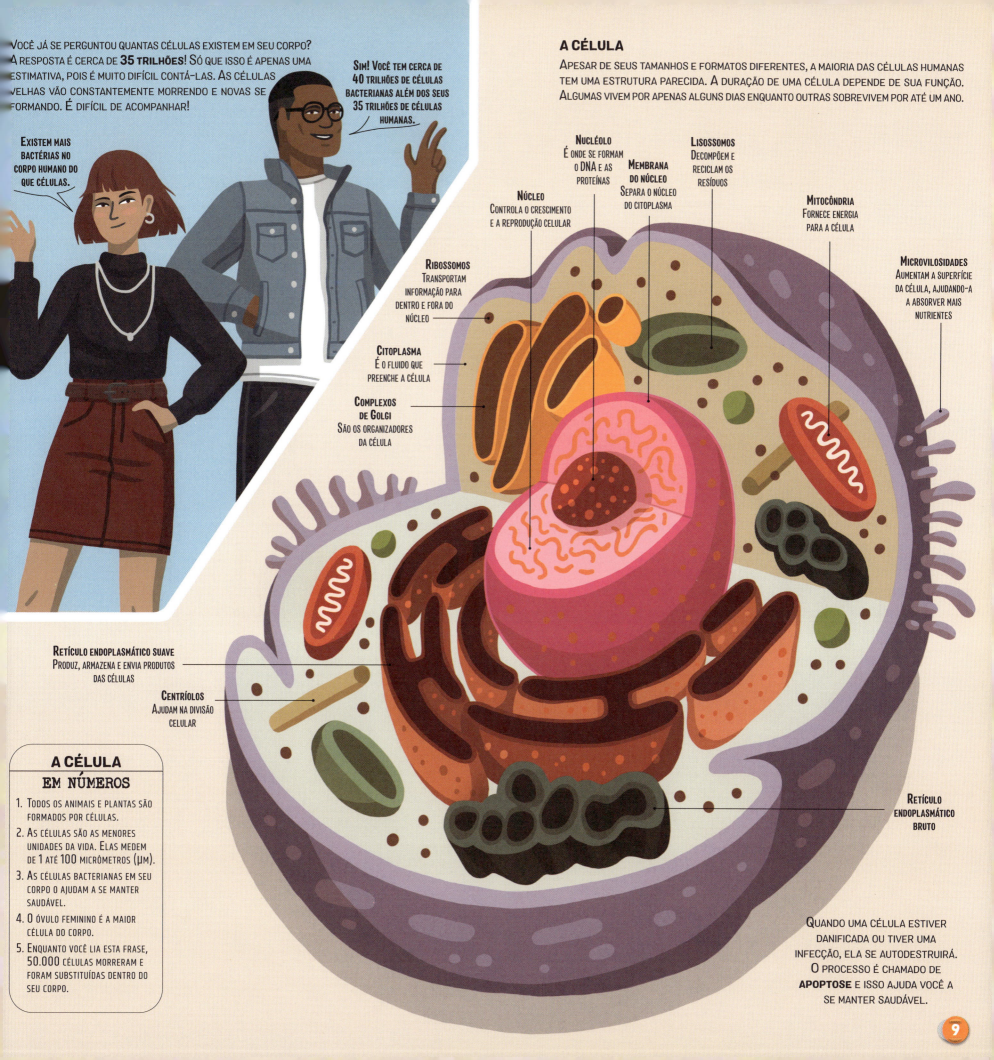

O GENOMA HUMANO

Todo o material genético do seu corpo é chamado de **GENOMA HUMANO**. Ele apresenta cerca de três bilhões de pares de bases de DNA. Isso inclui cerca de 25.000 genes e muitas outras coisas também. Os cientistas ainda estão estudando para saber exatamente como ele funciona.

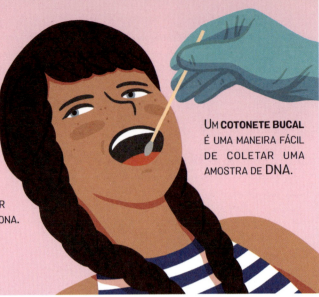

Um **COTONETE BUCAL** é uma maneira fácil de coletar uma amostra de DNA.

DNA E GENES

"Você é igualzinho ao seu pai!" "Você tem os olhos de sua mãe!" Alguém já disse algo assim para você? A maioria de nós se parece sim um pouco com nossos pais, mas por quê? Porque herdamos o DNA deles. Nós temos seus genes.

OS GÊMEOS IDÊNTICOS SÃO MESMO IDÊNTICOS?

No início, gêmeos idênticos são mesmo exatamente iguais. Eles se formam a partir do mesmíssimo esperma e óvulo de seu pai e mãe. Eles compartilham o mesmo código de DNA. Mas logo começam a se diferenciar, às vezes até antes de nascerem. Minúsculas diferenças em seu entorno, ou a comida que comem, ou exposição à poluição ou substâncias químicas mudam seu DNA, tornando-os ligeiramente diferentes.

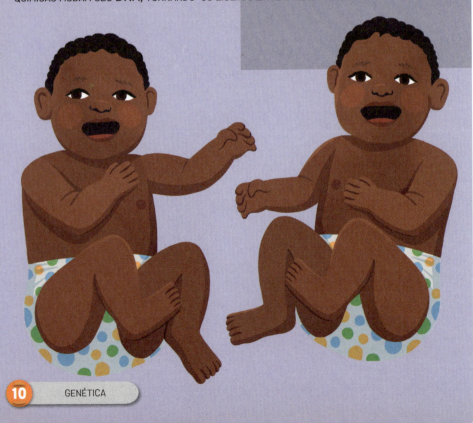

O QUE É DNA? ONDE ESTÃO OS NOSSOS GENES?

DNA é a abreviação para "ÁCIDO DESOXIRRIBONUCLEICO". (Você pode perceber por que usamos a abreviação!) DNA é como um conjunto de códigos ou um manual de instruções, dizendo ao seu corpo como se desenvolver e funcionar. O DNA é passado adiante de pais para filhos.

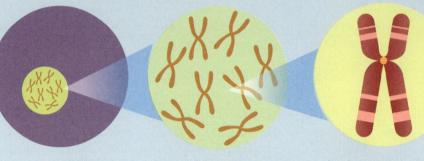

CÉLULA — Cada célula em seu corpo (exceto as hemácias) tem um centro ou **NÚCLEO**.

NÚCLEO — Dentro do núcleo existem 23 pares de minúsculas estruturas chamadas **CROMOSSOMOS**.

CROMOSSOMO — Cada cromossomo é formado de proteína e uma única molécula de **DNA**.

MENINO OU MENINA?

Os cromossomos vêm em pares, um de cada pai. Os primeiros 22 pares de cromossomos em cada célula são idênticos, mas o último par – chamado de **CROMOSSOMOS DO SEXO** – são diferentes. As mulheres têm dois cromossomos X, enquanto os homens têm um cromossomo X e um Y.

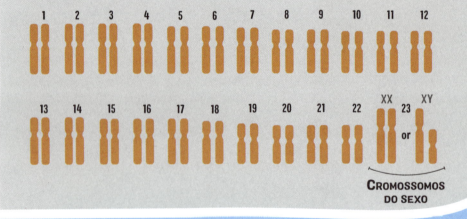

CROMOSSOMOS DO SEXO

DNA EM NÚMEROS

1. Se você desenrolasse o DNA em seu corpo e o ligasse pelas extremidades, ele se estenderia até o Sol e retornaria 600 vezes.
2. Todos os seres viventes têm DNA, incluindo as plantas e os insetos.
3. Até mesmo bactérias têm DNA, embora ele se organize em suas células de modo diferente do nosso.
4. O genoma humano foi mapeado pela primeira vez em 2003.
5. Cerca de 40% de nosso DNA é igual ao de um repolho!

O DNA foi descoberto em 1869 por um químico sueco chamado Friedrich Miescher, mas levou mais 70 anos para os cientistas compreenderem a função que ele desempenha ao passar características de uma geração para a seguinte.

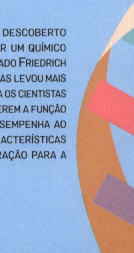

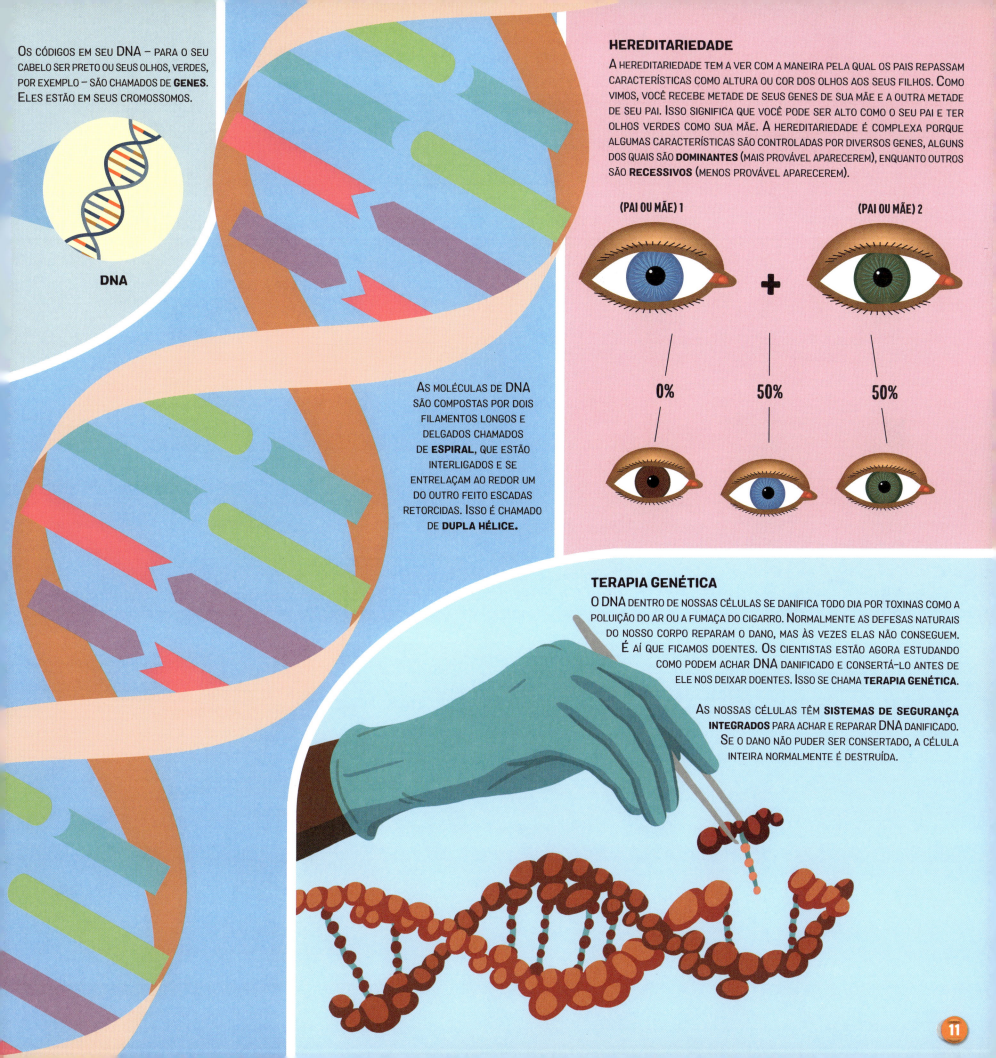

POR QUE OS OSSOS IMPORTAM

Sem os ossos o seu corpo seria uma geleca de pele e vísceras esparramadas no chão! Os seus ossos são unidos em uma estrutura, o esqueleto, que o mantém ereto, dá forma ao seu corpo e permite que você se mova por aí. Os seus órgãos vitais, como o cérebro, o coração e os pulmões, são cercados de ossos para mantê-los seguros. Os seus ossos também produzem as suas células sanguíneas e armazenam minerais importantes como o cálcio para mantê-los fortes e bem.

Os ossos são muito fortes, mas às vezes eles **QUEBRAM**. A boa notícia é que eles podem se curar. Os médicos envolvem o osso quebrado com um molde de gesso rígido e células especiais entram em ação para reparar a fratura.

O ESQUELETO EM NÚMEROS

1. Adultos têm 206 ossos.
2. Bebês nascem com cerca de 300 ossos. Muitos se fundem conforme vão crescendo.
3. Você tem 360 ligamentos em seu corpo.
4. O fêmur, osso da coxa, é o osso mais comprido e mais forte do corpo.
5. Mais da metade dos seus ossos estão em suas mãos e pés.

Se você quer ossos fortes deve ter uma alimentação saudável com muitas hortaliças, proteína e cálcio (de alimentos como iogurte, leite e queijo). Você também deve fazer muito exercício e pegar um pouco de sol.

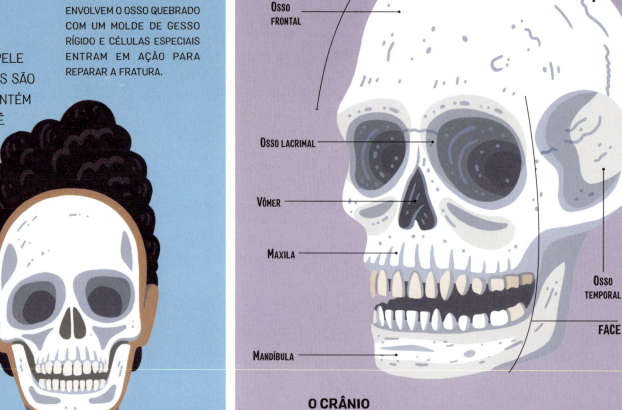

O CRÂNIO

Os ossos em seu crânio estão divididos em duas áreas principais: o seu **NEUROCRÂNIO** e a sua **FACE**. Os oito ossos em seu neurocrânio recobrem o seu cérebro, enquanto outros 14 ossos formam a sua face. Os seus dentes não são considerados parte do crânio. Além de seus olhos, boca e nariz, o seu crânio está cheio de minúsculos orifícios para que nervos e vasos sanguíneos possam entrar e sair.

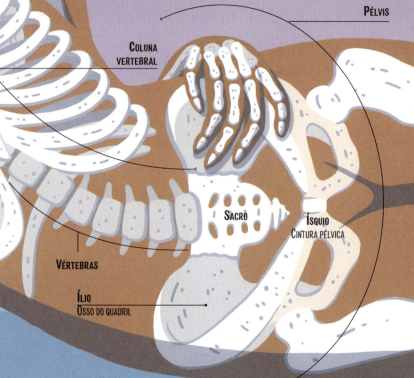

O SISTEMA ESQUELÉTICO

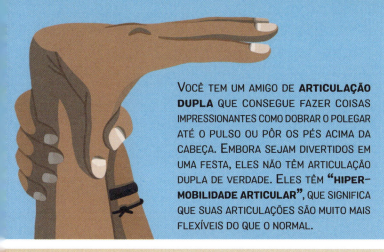

Você tem um amigo de **ARTICULAÇÃO DUPLA** que consegue fazer coisas impressionantes como dobrar o polegar até o pulso ou pôr os pés acima da cabeça. Embora sejam divertidos em uma festa, eles não têm articulação dupla de verdade. Eles têm **"HIPER-MOBILIDADE ARTICULAR"**, que significa que suas articulações são muito mais flexíveis do que o normal.

PEDAÇOS ÓSSEOS

Mais da metade dos seus ossos estão nas mãos e pés. Os 27 ossos em cada mão estão dispostos em três grupos: carpais (nos pulsos), metacarpais (nas palmas) e falanges (nos dedos).

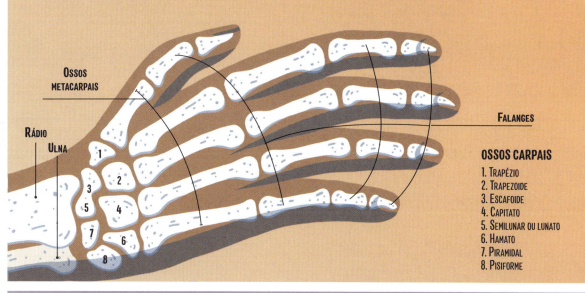

- Ossos metacarpais
- Rádio
- Ulna
- Falanges

OSSOS CARPAIS
1. Trapézio
2. Trapezoide
3. Escafoide
4. Capitato
5. Semilunar ou lunato
6. Hamato
7. Piramidal
8. Pisiforme

ARTICULAÇÕES

Quando dois ou mais ossos se encontram, eles se unem por uma articulação. As articulações têm ligamentos para manter os ossos no lugar, a cartilagem para amortecer onde se encontram, e fluido sinovial que atua como óleo para que os ossos deslizem um pelo outro quando nos movemos. Existem diversos tipos de articulações, como dobradiça (como as do joelho), pivô (como as do pescoço) e rótula (como as dos quadris).

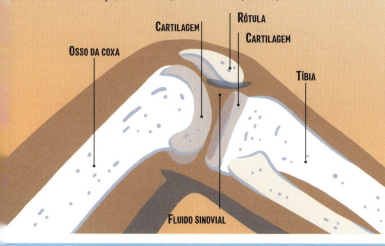

- Osso da coxa
- Cartilagem
- Rótula
- Cartilagem
- Tíbia
- Fluido sinovial

O seu **JOELHO** é a maior articulação do seu corpo.

CAMADAS DE OSSO

Se você pudesse descascar os seus ossos, encontraria várias camadas. A camada externa, fina e resistente, possui vasos sanguíneos e nervos. Debaixo dela está uma camada espessa de tecido ósseo esponjoso. Isso torna os seus ossos leves, mas fortes. Bem no meio você encontrará a **MEDULA ÓSSEA**, que é onde se formam novas células sanguíneas.

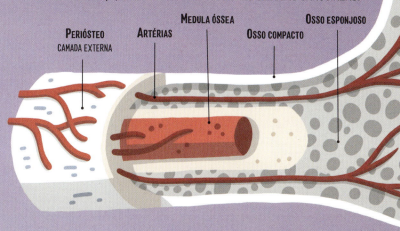

- Periósteo (camada externa)
- Artérias
- Medula óssea
- Osso compacto
- Osso esponjoso

Abaixo: os seus **TORNOZELOS E PÉS** precisam ser fortes e ágeis. Eles carregam o peso do seu corpo e o ajudam a caminhar, correr, pular e girar. Cada pé tem mais de 100 ossos, músculos e ligamentos.

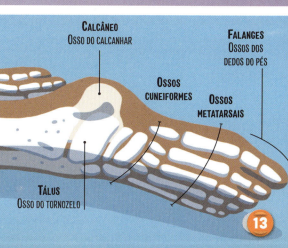

- Fêmur (Osso da coxa)
- Patela (Rótula)
- Fíbula (Perônio)
- Tíbia (Tíbia)
- Tálus (Osso do tornozelo)
- Calcâneo (Osso do calcanhar)
- Ossos cuneiformes
- Ossos metatarsais
- Falanges (Ossos dos dedos do pés)

13

A ESTRUTURA DE UM MÚSCULO

A maior parte dos músculos em seu corpo são **músculos esqueléticos**. Estes são aqueles que contraem os ossos para fazer você se mover. São músculos voluntários, o que significa que você pode controlar o que eles fazem. Eles são formados de fibras longas, vasos sanguíneos, nervos e tecido conectivo.

Os músculos esqueléticos estão envolvidos em uma camada de tecido conectivo chamado de **epimísio**. Lá dentro, as fibras musculares estão interligadas em grupos, chamados **fascículos**.

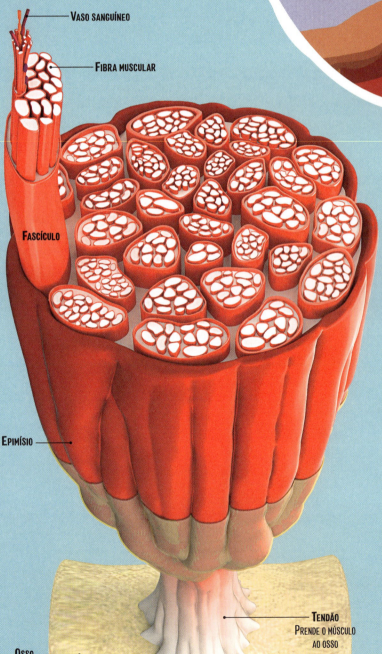

MÚSCULOS FACIAIS

Nós temos 43 músculos em nossa face que podemos contrair e retorcer em uma imensa gama de expressões. Os especialistas estimam que podemos fazer 10.000 expressões faciais diferentes. Sete expressões básicas que você pode querer tentar no espelho são: felicidade, tristeza, raiva, nojo, surpresa, desprezo e medo. Esta garotinha está treinando o desrespeito!

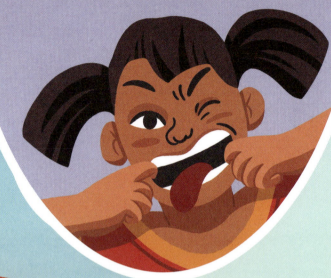

MÚSCULOS PODEROSOS

Os seus ossos o mantêm ereto e as suas articulações tornam o movimento possível, mas ambos seriam inúteis sem os músculos. Os seus músculos estão atados aos ossos e quando você quer caminhar, por exemplo, o seu cérebro envia uma mensagem aos músculos das pernas lhes dizendo para contrair os ossos e articulações, e lá vai você!

MÚSCULOS EM NÚMEROS

1. Você tem mais de 640 músculos em seu corpo.
2. Os menores músculos se encontram dentro do ouvido interno.
3. O peso corporal de uma mulher é 30 a 35% músculo.
4. O peso corporal de um homem é 40 a 45% músculo.
5. O olho é seu músculo mais rápido.

Alguns dos maiores e mais poderosos músculos em seu corpo estão em suas pernas, coxas e panturrilhas.

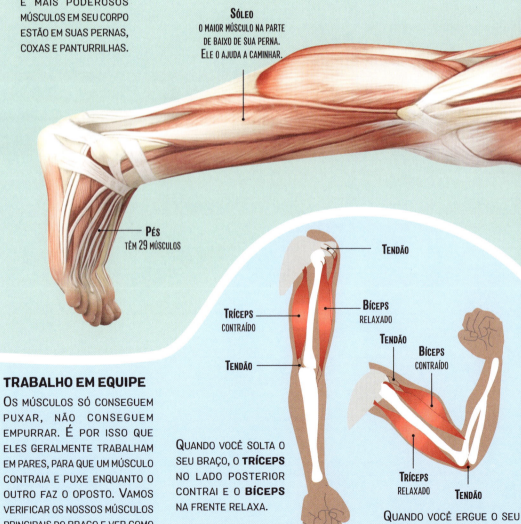

TRABALHO EM EQUIPE

Os músculos só conseguem puxar, não conseguem empurrar. É por isso que eles geralmente trabalham em pares, para que um músculo contraia e puxe enquanto o outro faz o oposto. Vamos verificar os nossos músculos principais do braço e ver como funcionam.

Quando você solta o seu braço, o **tríceps** no lado posterior contrai e o **bíceps** na frente relaxa.

Quando você ergue o seu braço, o oposto acontece.

TÔNUS MUSCULAR

Exercitar os seus músculos os torna fortes. As pessoas que se exercitam regularmente têm tônus muscular melhor do que aquelas que não. O exercício também melhora a postura e o equilíbrio, fortalece os ossos, o mantém esbelto e faz você pensar, se sentir e ter aparência melhor.

Exercitar-se na academia é bom, mas caminhar, correr, alongar, nadar e praticar esporte são todas boas maneiras de melhorar o tônus muscular.

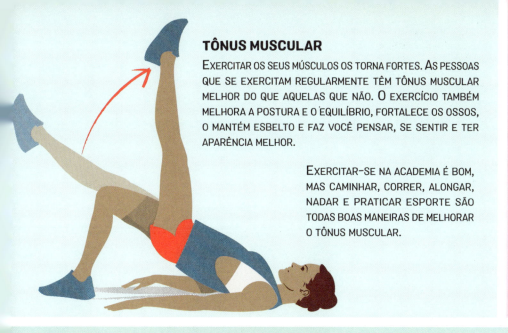

TENDÕES

Os seus músculos estão ligados aos ossos pelos **TENDÕES**, que são feitos de tecido conectivo resistente. Os tendões atuam como faixas elásticas, esticando quando necessário e então retornando ao formato. Assim como faixas elásticas, eles também podem se romper e levam tempo para sarar.

O **TENDÃO DE AQUILES** liga os músculos da panturrilha ao calcanhar. É o maior e mais forte tendão do seu corpo. Se você quiser senti-lo, coloque a sua mão na parte posterior do seu tornozelo logo acima do calcanhar. Movimente os seus dedos do pé para cima e para baixo e sinta a faixa elástica!

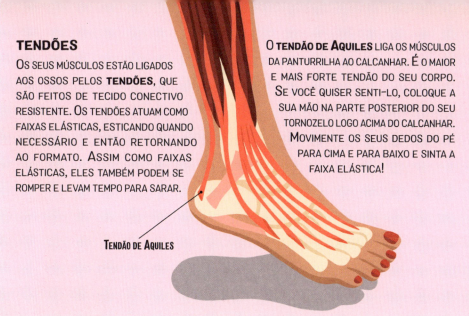

Tendão de Aquiles

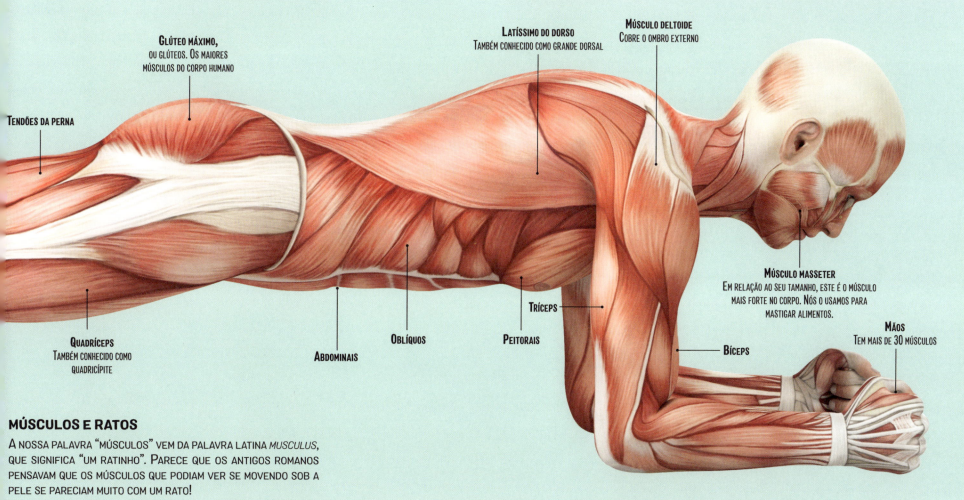

- Tendões da perna
- Glúteo máximo, ou glúteos. Os maiores músculos do corpo humano
- Latíssimo do dorso. Também conhecido como grande dorsal
- Músculo deltoide. Cobre o ombro externo
- Músculo masseter. Em relação ao seu tamanho, este é o músculo mais forte no corpo. Nós o usamos para mastigar alimentos.
- Mãos. Tem mais de 30 músculos
- Bíceps
- Tríceps
- Peitorais
- Oblíquos
- Abdominais
- Quadríceps. Também conhecido como quadricípite

MÚSCULOS E RATOS

A nossa palavra "músculos" vem da palavra latina *MUSCULUS*, que significa "um ratinho". Parece que os antigos romanos pensavam que os músculos que podiam ver se movendo sob a pele se pareciam muito com um rato!

MÚSCULOS LISOS

Os músculos lisos são diferentes dos músculos esqueléticos. Eles trabalham sozinhos, sem que tenhamos que pensar. Por exemplo, o diafragma, que controla a nossa respiração, segue em frente durante toda a nossa vida. Temos músculos lisos na garganta para nos ajudar a engolir e nos intestinos para mover o alimento para frente, e em muitos outros lugares também.

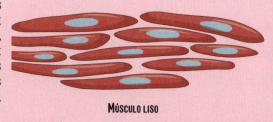

Músculo liso

MÚSCULO CARDÍACO

O músculo cardíaco só é encontrado no coração e funciona sem parar por conta própria enquanto estamos vivos. Os músculos se contraem para bombear sangue pelo corpo, então relaxam para reabsorver o sangue que retorna do corpo.

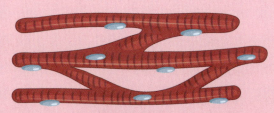

Músculo cardíaco

O INVÓLUCRO

Nossos corpos estão embalados em uma fina camada à prova d'água de pele flexível. A pele não apenas mantém a nossa carne e ossos no lugar, mas também protege o nosso corpo dos germes, regula a temperatura corporal e nos permite tocar e sentir as coisas. Você pode se surpreender ao saber que a sua pele é o maior órgão no seu corpo. Se você pudesse descompactá-la em um conjunto de camadas, ela pesaria cerca de 4 a 5 kg!

BOLHAS, ESPINHAS E CICATRIZES

A sua pele leva uma surra do mundo exterior. Você alguma vez já teve **BOLHAS** usando um par de sapatos novos, ou **HEMATOMAS** por bater no canto da mesa? Os adolescentes podem sofrer anos de **ACNE** e espinhas, enquanto um corte com uma faca pode deixar uma **CICATRIZ** disforme. A sua pele se vira com tudo, sarando de todo tipo de abuso ou machucado.

Algumas pessoas sofrem de **ECZEMA**, que faz aparecer na pele manchas vermelhas, secas e que coçam.

CAMADAS DE PELE

A pele é formada por três camadas principais: a epiderme (camada externa), a derme (camada do meio) e o tecido subcutâneo (camada inferior).

EPIDERME
A camada de cima é a primeira linha de defesa do seu corpo. Ela impede as infecções, bloqueia o calor e ajuda a impedir machucados.

A epiderme contém uma substância chamada **MELANINA** que dá a cor da sua pele. Quanto mais melanina você tiver, mais escura sua pele será. As sardas são manchas de melanina.

DERME
A atribulada camada central. Ela contém óleo e glândulas sudoríparas, nervos, vasos sanguíneos e sensores de tato.

TECIDO SUBCUTÂNEO
Uma camada de gordura que cola a pele ao corpo. Ela mantém você aquecido e protege o seu corpo de pancadas e arranhões.

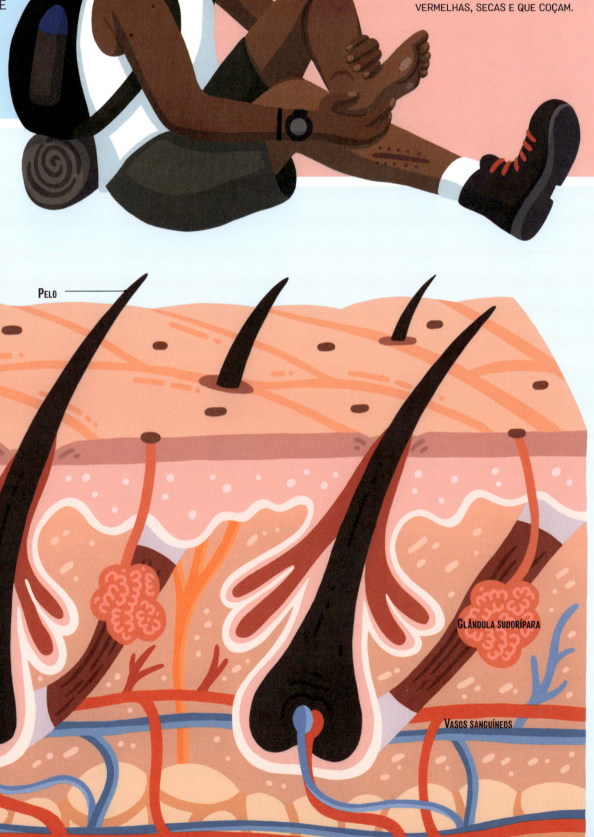

- Pelo
- Nervo
- Folículo piloso
- Glândula sudorípara
- Vasos sanguíneos

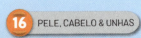

TEMPERATURA CORPORAL

A pele ajuda a manter o seu corpo na temperatura certa. Quando está frio, os vasos sanguíneos se estreitam para impedir que o calor escape e os pelos em sua pele ficam eretos para prender o calor. Isso faz o arrepio aparecer em sua pele.

Quando está quente, ou quando você está fazendo algo extenuante, o seu cérebro diz às suas glândulas sudoríparas para liberar água, que resfria a pele.

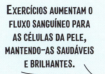

Exercícios aumentam o fluxo sanguíneo para as células da pele, mantendo-as saudáveis e brilhantes.

A PELE EM NÚMEROS

1. A pele se renova completamente a cada 28 dias.
2. A pele compõe cerca de 15% de nosso peso corporal.
3. Existem de 2 a 4 milhões de glândulas sudoríparas em sua pele.
4. Você descama até 40.000 células mortas de sua pele a cada hora.
5. Um adulto de tamanho médio tem cerca de 2 m² de pele, contendo 18 km de vasos sanguíneos.

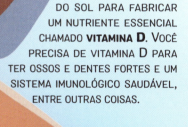

A pele utiliza a luz do sol para fabricar um nutriente essencial chamado **VITAMINA D**. Você precisa de vitamina D para ter ossos e dentes fortes e um sistema imunológico saudável, entre outras coisas.

CABELO E UNHAS

Tanto cabelo quanto unhas são formados por uma proteína resistente chamada **QUERATINA**. O cabelo reduz a perda de calor e ajuda a mantê-lo aquecido. O cabelo na sua cabeça pode crescer por anos, mas o pelo corporal só cresce por alguns meses.

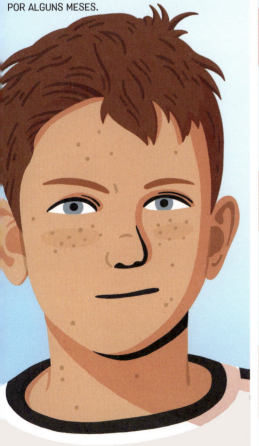

TIPOS DE CABELO DA CABEÇA
O cabelo em sua cabeça pode ser reto, ondulado ou cacheado.

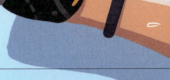

Reto

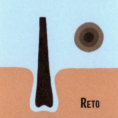

Ondulado

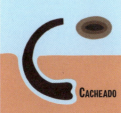

Cacheado

As suas glândulas sudoríparas secretam cerca de 1 litro (4 xícaras) de suor todo dia. Em calor extremo, elas podem perder até 10 litros (dois galões) por dia.

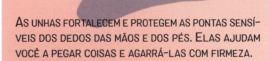

As unhas fortalecem e protegem as pontas sensíveis dos dedos das mãos e dos pés. Elas ajudam você a pegar coisas e agarrá-las com firmeza.

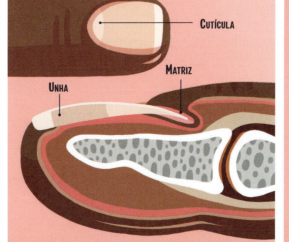

- Cutícula
- Unha
- Matriz

IMPRESSÕES DIGITAIS

As impressões digitais são minúsculos padrões sulcados nas pontas de seus dedos. Não há duas pessoas com exatamente as mesmas impressões digitais. Nem mesmo gêmeos idênticos. É por isso que elas são utilizadas para identificar as pessoas.

Alguns telefones têm sensores que escaneiam e armazenam a sua impressão digital. Isso funciona como senha para acessar o telefone, fazer pagamentos ou entrar em aplicativos (apps) instantaneamente.

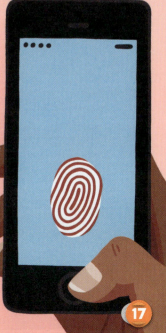

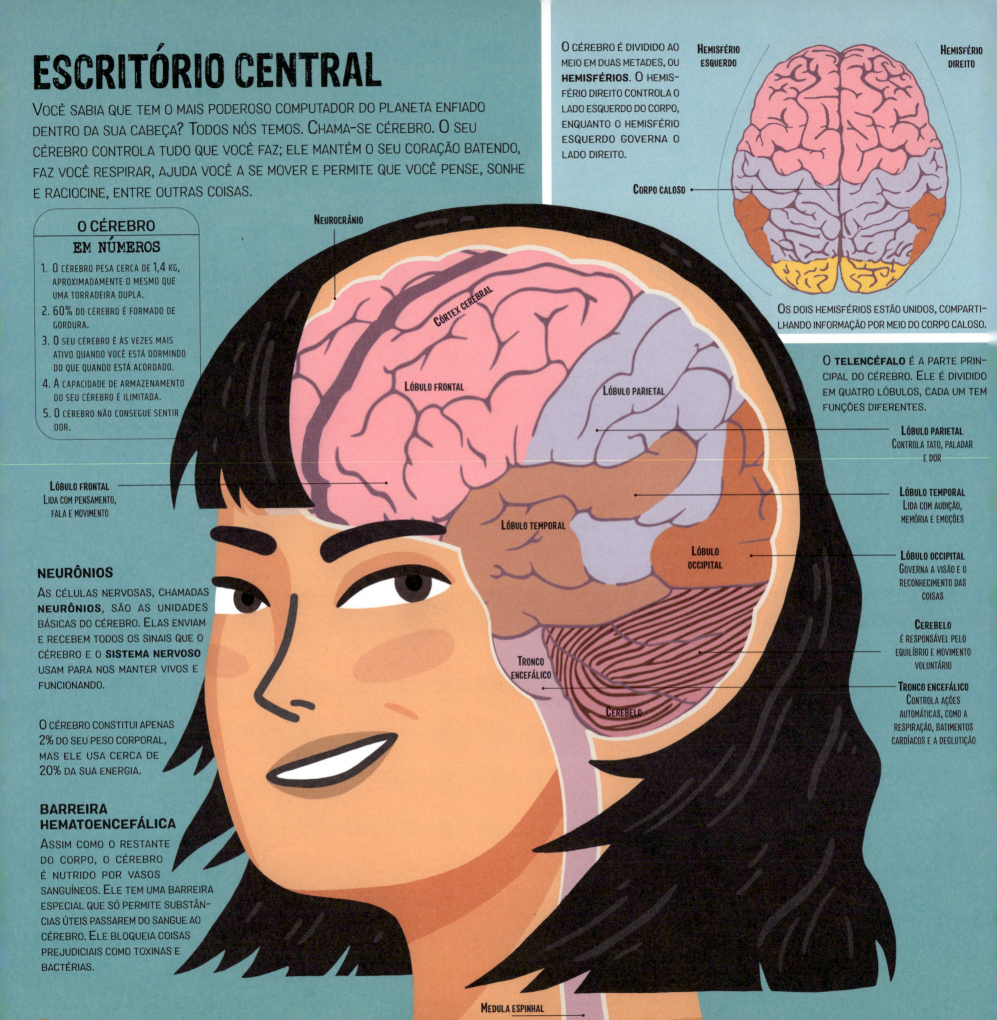

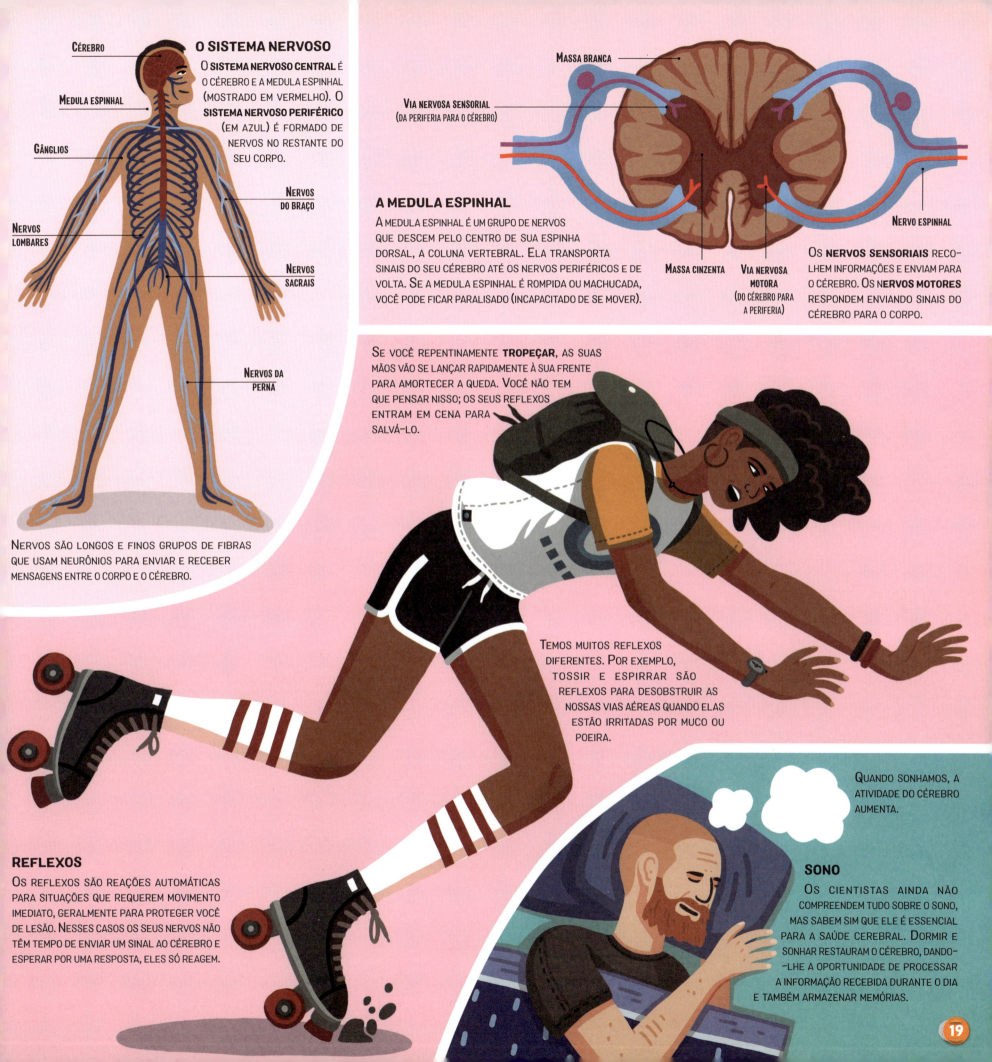

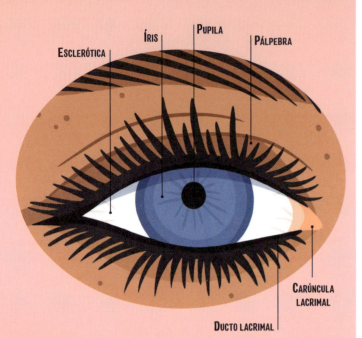

SOM E VISÃO

Você tem dois conjuntos de equipamentos poderosos e bem sintonizados em sua cabeça: seus olhos e ouvidos. Os seus olhos atuam como minúsculas câmeras constantemente recolhendo informações e despachando-as ao cérebro para você poder enxergar as coisas. Enquanto isso, seus ouvidos reúnem ondas sonoras e as transformam em sinais nervosos para o seu cérebro decodificar como som.

COMO OS SEUS OLHOS FUNCIONAM

A luz passa pela camada externa transparente do olho, a **CÓRNEA**. Uma parte dela entra na pupila. A íris controla quanta luz entra na pupila. A luz então passa pelas lentes até a retina. Aqui, células especiais transformam a luz em sinais nervosos que são enviados ao cérebro.

ESCLERÓTICA
O revestimento branco resistente do olho

RETINA
Transforma a luz em sinais nervosos e os envia ao cérebro por meio do nervo óptico.

CÓRNEA
A camada externa transparente

ÍRIS
Controla quanta luz entra na pupila

PUPILA
Um orifício que permite a luz entrar

LENTES
Foca a luz na retina

OS OLHOS

Os seus olhos são aproximadamente do tamanho de bolas de pingue-pongue e estão acomodados dentro de orifícios especiais no crânio, chamados órbitas oculares. De fora só se consegue ver cerca de um sexto do globo ocular. As suas pálpebras ajudam a manter os olhos limpos e úmidos ao abrir e fechar, ou **PISCAR**, várias vezes por minuto.

LÁGRIMAS

As lágrimas são compostas de água salgada. Elas mantêm seus olhos saudáveis e o ajudam a ver com clareza. Todo ano seus olhos produzem entre 56 e 112 litros de lágrimas.

Os músculos ao redor de nossos olhos nos permitem girar e rolá-los para que possamos olhar para cima, para baixo e para os lados.

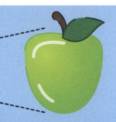

CÓRTEX VISUAL
A parte do cérebro que processa a informação a partir da retina.

NERVO ÓPTICO

OLHO

VISÃO DE CABEÇA PARA BAIXO

Quando a luz passa pela córnea e é refratada pelas lentes, ela forma uma imagem de cabeça para baixo na retina. Isso é enviado ao cérebro. Felizmente, o cérebro sabe desvirá-la para que a gente não acabe tentando caminhar pelo teto!

OLHOS EM NÚMEROS

1. Os olhos humanos têm cerca de dois milhões de partes operantes.
2. Eles podem distinguir cerca de 10 milhões de cores diferentes.
3. O cérebro é o único órgão mais complexo do que os seus olhos.
4. A íris tem 256 características exclusivas; as impressões digitais têm apenas 40.
5. O globo ocular pesa cerca de 28 gramas.

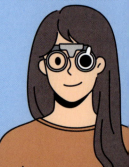

Você alguma vez já fez exame de vista? Os óculos agem como uma segunda camada de lentes e ajudam a focar tudo corretamente na sua retina.

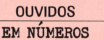

OUVIDOS EM NÚMEROS

1. A cera do ouvido protege os ouvidos e ajuda a mantê-los limpos.
2. A cóclea tem 16.000 minúsculos pelos que traduzem as vibrações em sinais nervosos e as envia ao cérebro.
3. Uma única exposição a barulho muito alto pode danificar a sua audição permanentemente.
4. Os menores ossos do corpo humano são encontrados nos ouvidos.
5. Ruído alto é a mais comum – e mais prevenível – causa de perda auditiva.

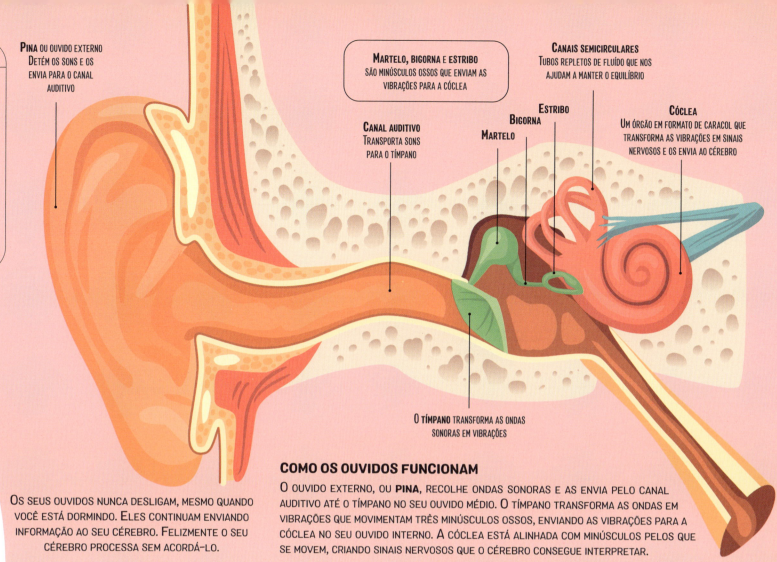

Pina ou ouvido externo
Detém os sons e os envia para o canal auditivo

Martelo, bigorna e estribo
São minúsculos ossos que enviam as vibrações para a cóclea

Canais semicirculares
Tubos repletos de fluido que nos ajudam a manter o equilíbrio

Canal auditivo
Transporta sons para o tímpano

Martelo

Bigorna

Estribo

Cóclea
Um órgão em formato de caracol que transforma as vibrações em sinais nervosos e os envia ao cérebro

O **tímpano** transforma as ondas sonoras em vibrações

Os seus ouvidos nunca desligam, mesmo quando você está dormindo. Eles continuam enviando informação ao seu cérebro. Felizmente o seu cérebro processa sem acordá-lo.

COMO OS OUVIDOS FUNCIONAM

O ouvido externo, ou **pina**, recolhe ondas sonoras e as envia pelo canal auditivo até o tímpano no seu ouvido médio. O tímpano transforma as ondas em vibrações que movimentam três minúsculos ossos, enviando as vibrações para a cóclea no seu ouvido interno. A cóclea está alinhada com minúsculos pelos que se movem, criando sinais nervosos que o cérebro consegue interpretar.

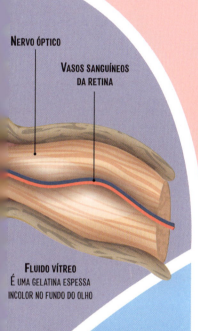

Nervo óptico

Vasos sanguíneos da retina

Fluido vítreo
É uma gelatina espessa incolor no fundo do olho

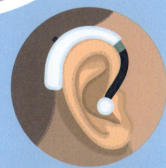

QUANDO AS COISAS DÃO ERRADO

Os seus olhos e ouvidos são equipamentos complexos e às vezes precisam de um pouco de ajuda. Pode-se corrigir com aparelhos auditivos a perda auditiva suave a moderada. Às vezes pode-se tratar com cirurgia problemas mais sérios de audição.

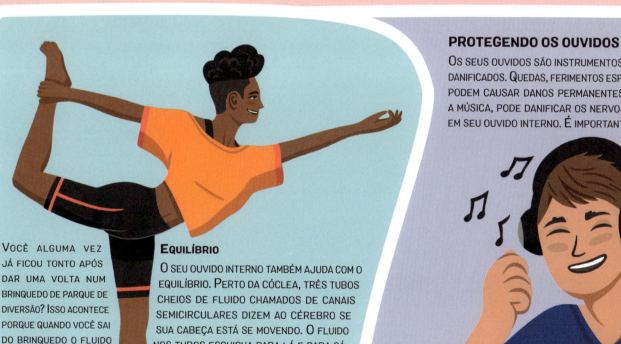

Você alguma vez já ficou tonto após dar uma volta num brinquedo de parque de diversão? Isso acontece porque quando você sai do brinquedo o fluido em seu ouvido interno ainda está em movimento, enquanto seus olhos dizem ao cérebro que você está parado. Tudo fica um pouco confuso e você se sente esquisito!

Equilíbrio

O seu ouvido interno também ajuda com o equilíbrio. Perto da cóclea, três tubos cheios de fluido chamados de canais semicirculares dizem ao cérebro se sua cabeça está se movendo. O fluido nos tubos esguicha para lá e para cá quando você se movimenta, enviando sinais ao cérebro que ajudam você a manter seu equilíbrio.

PROTEGENDO OS OUVIDOS

Os seus ouvidos são instrumentos de precisão e facilmente danificados. Quedas, ferimentos esportivos ou barulhos altos podem causar danos permanentes. O ruído alto, incluindo a música, pode danificar os nervos ou os pelos minúsculos em seu ouvido interno. É importante manter o volume baixo.

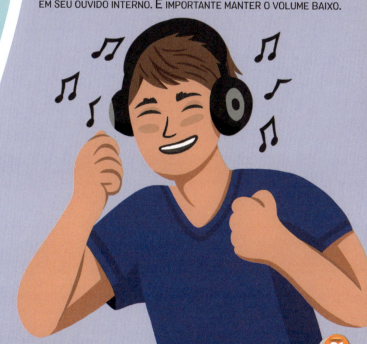

COMO VOCÊ SE SENTE?

O seu tato é encontrado principalmente na pele, que contém milhões de **sensores** minúsculos ou receptores. Eles respondem ao toque enviando impulsos nervosos ao cérebro.

O toque cria um laço entre pais e filhos.

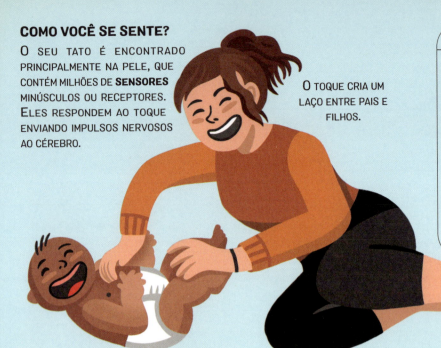

TATO EM NÚMEROS

1. Você tem cerca de 5 milhões de receptores táteis em sua pele.
2. Abraços liberam endorfinas (substâncias químicas agradáveis) que aliviam o estresse e a dor.
3. Acariciar um cão ou gato de estimação tem o mesmo efeito.
4. A ponta dos seus dedos têm mais sensores do que qualquer outra parte do corpo.
5. Você pode perder o tato, mas não existe palavra em português para descrever "cegueira-tátil".

Os receptores em sua pele estão encobertos em níveis diferentes e o ajudam a sentir coisas diferentes. Alguns criam sensações de dor, calor ou frio, enquanto outros o fazem sentir pressão e toque.

SENSORES DA PELE

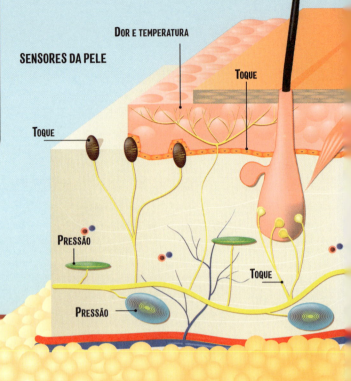

SENSACIONAL!

O seu tato e olfato estão intimamente interligados. Para distinguir a maioria dos sabores, o cérebro precisa de informação tanto do cheiro quanto do sabor. O seu tato vem de milhões de minúsculos nervos, ou sensores, na pele e outras partes do corpo que enviam sinais ao cérebro.

SABORES BÁSICOS

Existem ao menos cinco sabores básicos: salgado, azedo, doce, amargo e umami*. Pungente (picante) e adstringente (seco) são também acrescentados a algumas listas do paladar. Também podemos distinguir quente e frio em nossas línguas, bem como o peso e a umidade do alimento. Para complicar as coisas mais ainda, todos nós processamos a informação diferentemente, o que explica por que uma comida que parece deliciosa para uma pessoa é intragável para outras.

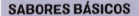

Amargo, Azedo, Umami, Salgado, Doce

Coentro é uma erva comum que a maioria das pessoas acha deliciosa. Mas para alguns ela tem gosto de sabão. Isso acontece porque suas papilas gustativas podem detectar substâncias químicas extras.

Coentro

PALADAR

A língua tem milhares de **células receptoras** que são agrupadas como **papilas gustativas**. Elas podem detectar substâncias químicas no alimento. Elas enviam sinais ao cérebro, onde se unem a sinais sobre o olfato para criar o nosso paladar ou sabor.

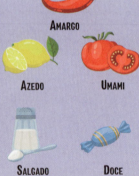

Microvilosidades Pelos minúsculos que detectam o sabor
Poro gustativo

Papilas gustativas são grupos de células que conseguem sentir os sabores.

As pequenas saliências em sua língua são chamadas de **papilas**. Elas ajudam a agarrar o alimento. Algumas papilas contêm papilas gustativas.

Fibras nervosas Enviam sinais ao cérebro

Papila

Papila gustativa

PALADAR EM NÚMEROS

1. O número de papilas gustativas varia grandemente de pessoa para pessoa.
2. As papilas gustativas se tornam menos sensíveis à medida que você envelhece.
3. A maioria das papilas gustativas estão na parte superior da língua, mas existem também algumas na boca, na garganta e no nariz.
4. A língua é formada por oito músculos emaranhados como a tromba de um elefante.

(N.T.: *umami é considerado como o quinto gosto básico e em japonês significa saboroso. Seu sabor é detectado pelas papilas gustativas quando em contato com certos aminoácidos como o glutamato monossódico (realçador de sabor conhecido como Aji-no-moto). Nos alimentos em que é encontrado naturalmente, o paladar reconhece o sabor umami, como, por exemplo, tomates, queijos fortes, carnes e peixes.)

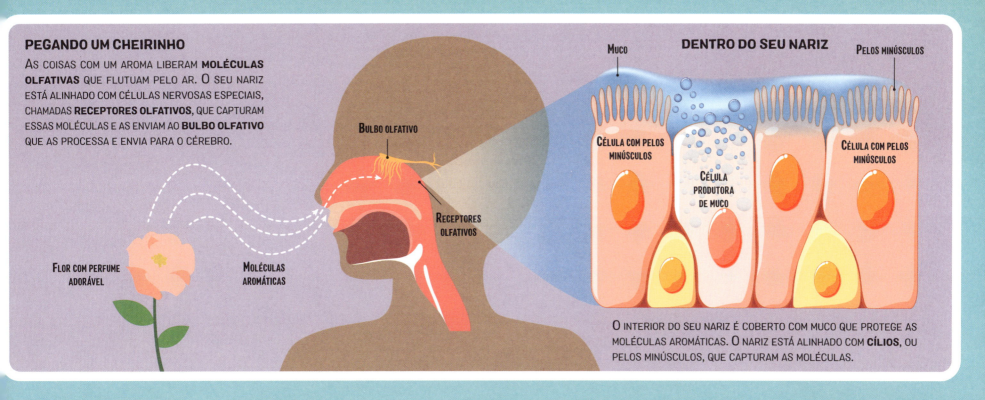

PEGANDO UM CHEIRINHO

As coisas com um aroma liberam **moléculas olfativas** que flutuam pelo ar. O seu nariz está alinhado com células nervosas especiais, chamadas **receptores olfativos**, que capturam essas moléculas e as enviam ao **bulbo olfativo** que as processa e envia para o cérebro.

DENTRO DO SEU NARIZ

O interior do seu nariz é coberto com muco que protege as moléculas aromáticas. O nariz está alinhado com **cílios**, ou pelos minúsculos, que capturam as moléculas.

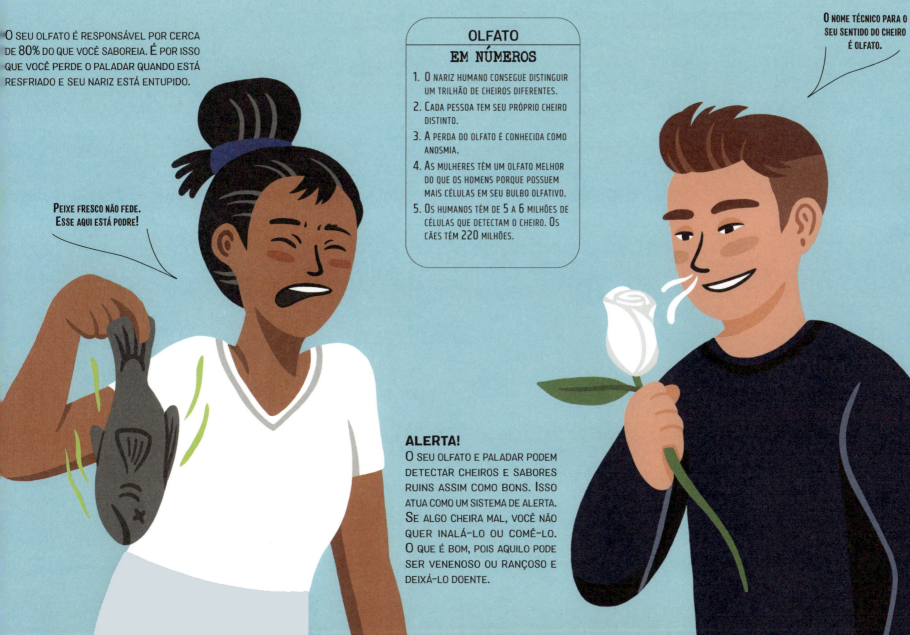

O seu olfato é responsável por cerca de 80% do que você saboreia. É por isso que você perde o paladar quando está resfriado e seu nariz está entupido.

OLFATO EM NÚMEROS

1. O nariz humano consegue distinguir um trilhão de cheiros diferentes.
2. Cada pessoa tem seu próprio cheiro distinto.
3. A perda do olfato é conhecida como anosmia.
4. As mulheres têm um olfato melhor do que os homens porque possuem mais células em seu bulbo olfativo.
5. Os humanos têm de 5 a 6 milhões de células que detectam o cheiro. Os cães têm 220 milhões.

O nome técnico para o seu sentido do cheiro é olfato.

Peixe fresco não fede. Esse aqui está podre!

ALERTA!

O seu olfato e paladar podem detectar cheiros e sabores ruins assim como bons. Isso atua como um sistema de alerta. Se algo cheira mal, você não quer inalá-lo ou comê-lo. O que é bom, pois aquilo pode ser venenoso ou rançoso e deixá-lo doente.

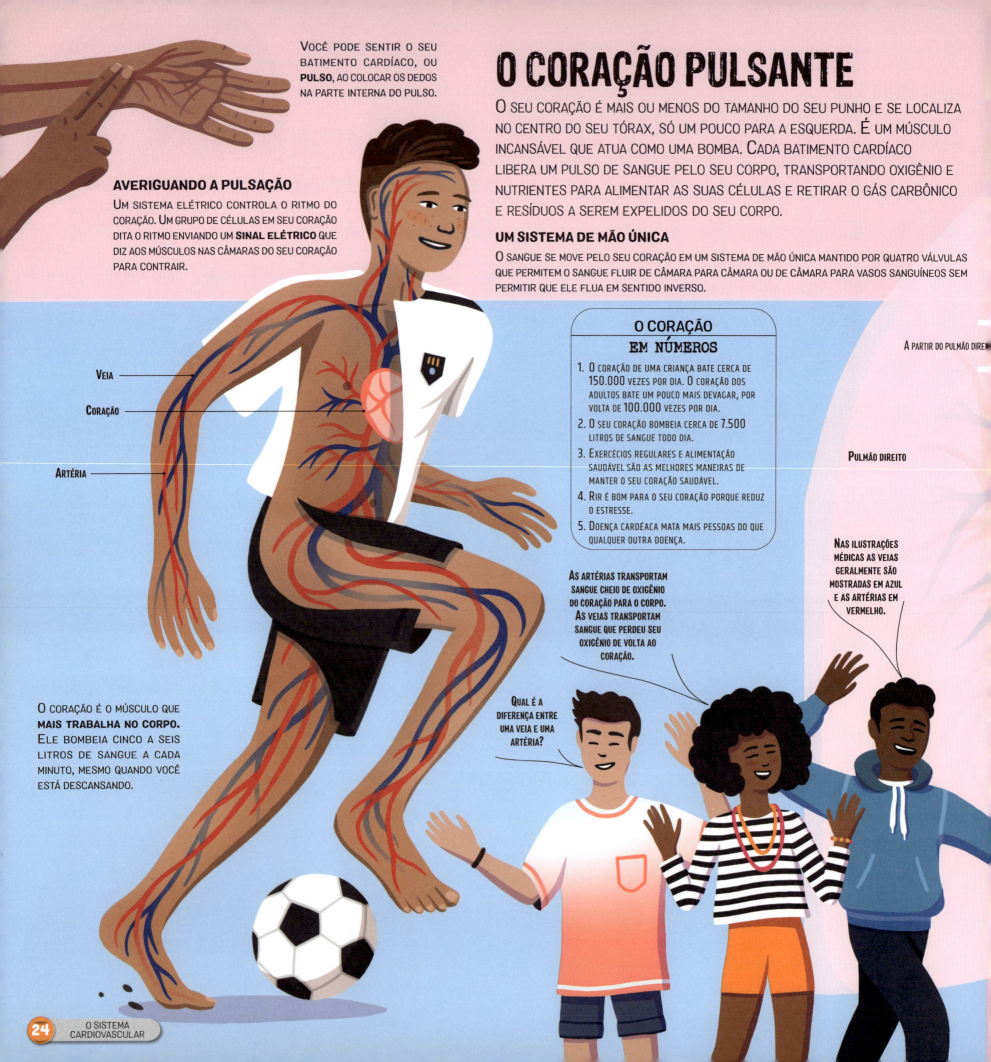

COMO FUNCIONA O CORAÇÃO

O coração é uma complexa massa de músculos e vasos sanguíneos. Ele absorve sangue do corpo e o envia para os pulmões para liberar gás carbônico (que expiramos) e pegar oxigênio. Os pulmões enviam de volta sangue rico em oxigênio ao coração, que o bombeia por todo o corpo.

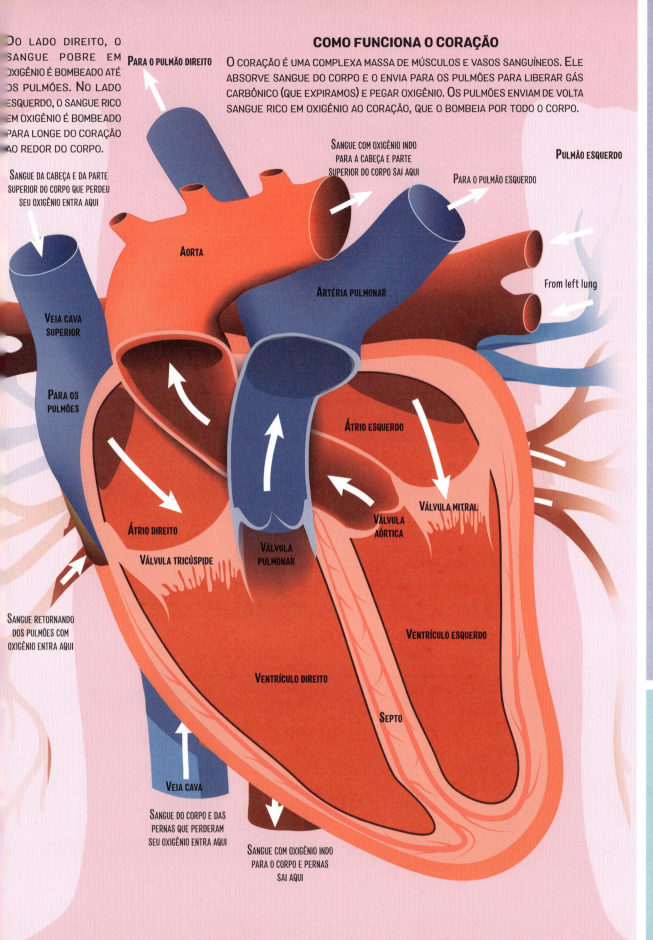

Do lado direito, o sangue pobre em oxigênio é bombeado até os pulmões. No lado esquerdo, o sangue rico em oxigênio é bombeado para longe do coração ao redor do corpo.

Sangue da cabeça e da parte superior do corpo que perdeu seu oxigênio entra aqui

Para o pulmão direito

Sangue com oxigênio indo para a cabeça e parte superior do corpo sai aqui

Pulmão esquerdo

Para o pulmão esquerdo

Veia cava superior

Aorta

From left lung

Artéria pulmonar

Para os pulmões

Átrio esquerdo

Átrio direito

Válvula mitral

Válvula aórtica

Válvula tricúspide

Válvula pulmonar

Sangue retornando dos pulmões com oxigênio entra aqui

Ventrículo esquerdo

Ventrículo direito

Septo

Veia cava

Sangue do corpo e das pernas que perderam seu oxigênio entra aqui

Sangue com oxigênio indo para o corpo e pernas sai aqui

O sangue entra primeiro nas câmaras superiores, ou **ÁTRIOS**. Quando os átrios contraem, o sangue é empurrado pelas válvulas para as câmaras principais, chamadas de **VENTRÍCULOS**. As válvulas fecham para impedir o refluxo. Então os ventrículos se contraem e empurram o sangue por mais duas válvulas para fora do coração.

Os músculos cardíacos no coração funcionam automaticamente e por quanto tempo você estiver vivo. Eles nunca param.

Um **DESFIBRILADOR** é um aparelho que dá um choque elétrico em um coração que parou. Ele salva vidas!

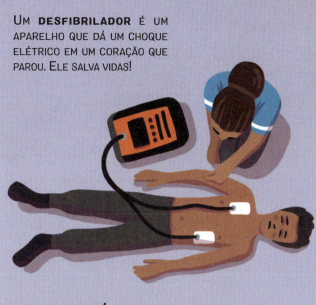

PARADA CARDÍACA

Se o coração de uma pessoa parar repentinamente de bater, isso se chama **PARADA CARDÍACA**. É um problema muito sério, mas existem maneiras de ajudar. Uma maneira é fazer um **RCP**, ou reanimação cardiopulmonar. Compressões torácicas rápidas podem manter a pessoa viva até a equipe médica treinada chegar.

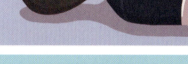

O RCP precisa ser feito o quanto antes.

TRANSPLANTES CARDÍACOS

Se o seu coração está seriamente comprometido, talvez você tenha que fazer um transplante de coração. O seu novo coração virá de um doador que tenha falecido recentemente. Ele será alojado em seu tórax por cirurgiões durante uma longa cirurgia.

Os cientistas desenvolveram muitos corações artificiais. Eles às vezes são utilizados para ajudar um paciente aguardando um transplante.

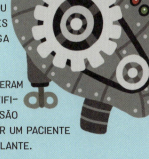

O MAGNÍFICO SANGUE

O seu sangue se impulsiona pelas veias e artérias transportando preciosas cargas de oxigênio e nutrientes para as suas células e recolhendo gás carbônico e outros materiais residuais para serem expelidos do corpo.

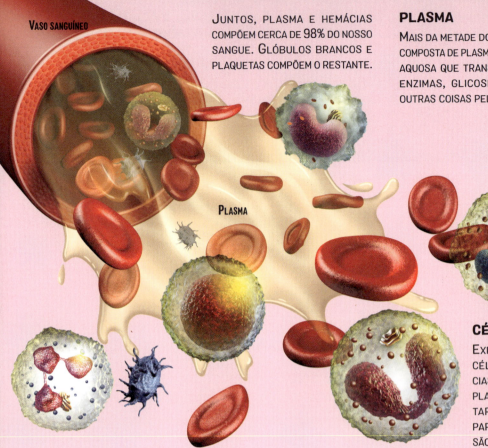

Vaso sanguíneo

Juntos, plasma e hemácias compõem cerca de 98% do nosso sangue. Glóbulos brancos e plaquetas compõem o restante.

PLASMA
Mais da metade do nosso sangue é composta de plasma, uma substância aquosa que transporta minerais, enzimas, glicose, hormônios e outras coisas pelo corpo.

Plasma

CÉLULAS SANGUÍNEAS
Existem três tipos principais de células sanguíneas: as hemácias, os glóbulos brancos e as plaquetas. Todas elas executam tarefas diferentes. A maior parte das células sanguíneas são formadas dentro dos ossos, na medula óssea (veja página 13).

Glóbulos brancos combatem germes que deixam você doente. Eles são maiores do que as hemácias, e existem vários tipos diferentes. Eles identificam e destroem bactérias, vírus, células cancerígenas e corpos estranhos no sangue.

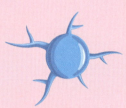

Plaquetas são células incolores que ajudam o sangue a coagular. Quando você se machuca, elas impedem você de sangrar até morrer.

Plaquetas

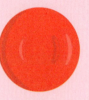

Hemácias transportam oxigênio pelo corpo. Elas recolhem o gás carbônico e o devolvem aos pulmões. Hemácias maduras não têm núcleo. Isso deixa mais espaço para oxigênio.

Hemácias

 Neutrófilo

 Basófilo

 Monócito

Célula T

 Célula B

Eosinófilo

GRUPOS SANGUÍNEOS
Nem todos têm o mesmo sangue. Existem quatro grupos principais. Saber o seu grupo sanguíneo é importante se houver uma emergência e você precisar de uma **TRANSFUSÃO DE SANGUE**. Se lhe derem o sangue errado, você pode ficar muito doente.

As hemácias têm marcadores em sua superfície chamados **ANTÍGENOS**. Os médicos verificam as suas hemácias para ver se você tem algum antígeno, e se tiver, de que tipo. O tipo sanguíneo O (sem antígenos) é o grupo mais comum. O tipo sanguíneo AB é o mais raro.

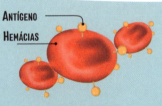
Antígeno
Hemácias
Tipo sanguíneo A

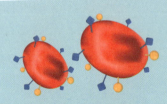
Tipo sanguíneo B

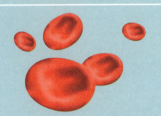
Tipo sanguíneo O

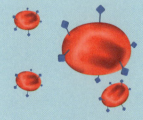
Tipo sanguíneo AB

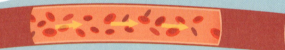
Fluxo sanguíneo normal

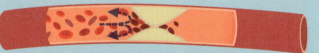
Fluxo sanguíneo bloqueado

OBSTRUÇÕES
As paredes de suas veias e artérias são delicadas e às vezes se danificam. As plaquetas grudam em áreas machucadas para reparar o dano. Se você tem colesterol alto, isso pode penetrar nas áreas problemáticas também, estreitando os vasos sanguíneos ou até bloqueando-os. Se as artérias que fornecem sangue ao coração estiverem bloqueadas, isso pode causar um ataque cardíaco. Os médicos podem limpar as obstruções se as encontrarem a tempo.

26 TUDO SOBRE O SANGUE

O SISTEMA CIRCULATÓRIO

Quando sai do coração, o sangue entra nas artérias que o transportam por todo o seu corpo. Esse sangue entrega oxigênio, nutrientes e hormônios para as suas células. Em seu retorno para o coração, o sangue recolhe o gás carbônico e produtos residuais a serem expelidos por meio dos seus pulmões, fígado e rins. Todos esses vasos sanguíneos e as viagens que o sangue faz dentro deles formam o sistema circulatório.

Artéria — Veia

TUBOS CAPILARES

Os tubos capilares são os menores vasos sanguíneos. Eles não são tão elásticos quanto as veias e artérias. Eles têm finas paredes unicelulares para que o oxigênio e os nutrientes possam passar por eles e adentrar nossas células, e o gás carbônico e resíduos possam sair.

Os produtos residuais e o gás carbônico passam de nossas células pelas finas paredes dos tubos capilares e fluem de volta em nossas veias para serem levados embora e removidos do corpo.

DOAÇÃO DE SANGUE

Se você é saudável, pode doar o seu sangue para outros. Doar sangue salva vidas. Em um caso, um homem cujo sangue continha raros **ANTICORPOS** que curavam a doença de Rhesus (ou doença hemolítica) ajudou a salvar a vida de 2,4 milhões de bebês. Seu sangue foi utilizado para criar um remédio que salva vidas. Ele doou sangue uma vez por semana por mais de 60 anos. Ele ficou conhecido como o "Homem do Braço Dourado".

Doar sangue é uma maneira fácil de ajudar a salvar vidas.

SANGUE EM NÚMEROS

1. Se você dispusesse seus vasos sanguíneos de uma extremidade a outra, eles dariam a volta ao mundo duas vezes e meia.
2. Uma única gota de sangue tem cerca de 150 milhões de hemácias, 250.000 glóbulos brancos e 10 milhões de plaquetas.
3. As hemácias têm uma vida mais curta porque não possuem núcleo e não podem se reparar.
4. O sangue é cerca de 8% do seu peso corporal.

É fácil e rápido medir a sua pressão sanguínea.

Você pode manter boa pressão sanguínea comendo alimentos saudáveis e fazendo muitos exercícios.

PRESSÃO SANGUÍNEA

À medida que o sangue se move pelos vasos sanguíneos em seu corpo, ele empurra as laterais. A força desse empurrão é a sua pressão sanguínea. Se a sua pressão sanguínea estiver alta demais, isso sobrecarrega o coração e pode causar ataques cardíacos e derrames.

27

O FÔLEGO DA VIDA

Cada célula em seu corpo precisa de oxigênio para funcionar. Você obtém o oxigênio de que precisa do ar, ao inspirá-lo para seus pulmões. Ao mesmo tempo, você expira gás carbônico, que é um produto residual formado no corpo. No interior dos pulmões, o ar é incorporado à corrente sanguínea e bombeado pelo seu corpo.

O ar é aquecido no nariz e pelos minúsculos filtram a poeira e qualquer outra coisa que possa irritar as vias respiratórias.

CADA VEZ QUE VOCÊ RESPIRA

Quando você inspira, o ar entra pelo nariz ou boca e desce pela traqueia para dois tubos menores no alto dos pulmões, chamados **BRÔNQUIOS**. Ele segue e entra em tubos menores, chamados **BRONQUÍOLOS**, até alcançar os **ALVÉOLOS** onde entra no sangue.

- Cavidade nasal
- Faringe / Garganta
- Laringe / Caixa de voz
- Traqueia
- Brônquios
- Pulmões
- Bronquíolos
- Diafragma

OS PULMÕES

Os nossos pulmões se situam em duas cavidades em ambos os lados do coração. Eles não são idênticos. O pulmão direito tem três **LÓBULOS** (seções). O pulmão esquerdo é cerca de 10% menor e só tem dois lóbulos. Isso é para que ele possa se encaixar ao lado do seu coração, que se encontra para parte central à esquerda do seu tórax.

RESPIRAÇÃO

A sua respiração é controlada pelo músculo grande que se localiza debaixo dos pulmões, chamado **DIAFRAGMA**. Quando você inspira, o diafragma se contrai e empurra para baixo. Ao mesmo tempo, músculos em seu tórax também se contraem, abrindo as costelas para abrir espaço para o ar. O diafragma e os músculos do tórax relaxam quando você expira.

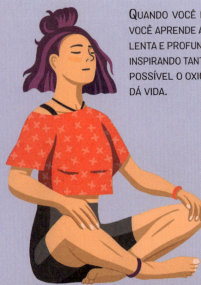

Quando você faz **IOGA**, você aprende a inspirar lenta e profundamente, inspirando tanto quanto possível o oxigênio que dá vida.

Tocar um instrumento de sopro como o saxofone ou o clarinete requer bons hábitos de respiração e pulmões bem desenvolvidos.

28 PULMÕES & O SISTEMA RESPIRATÓRIO

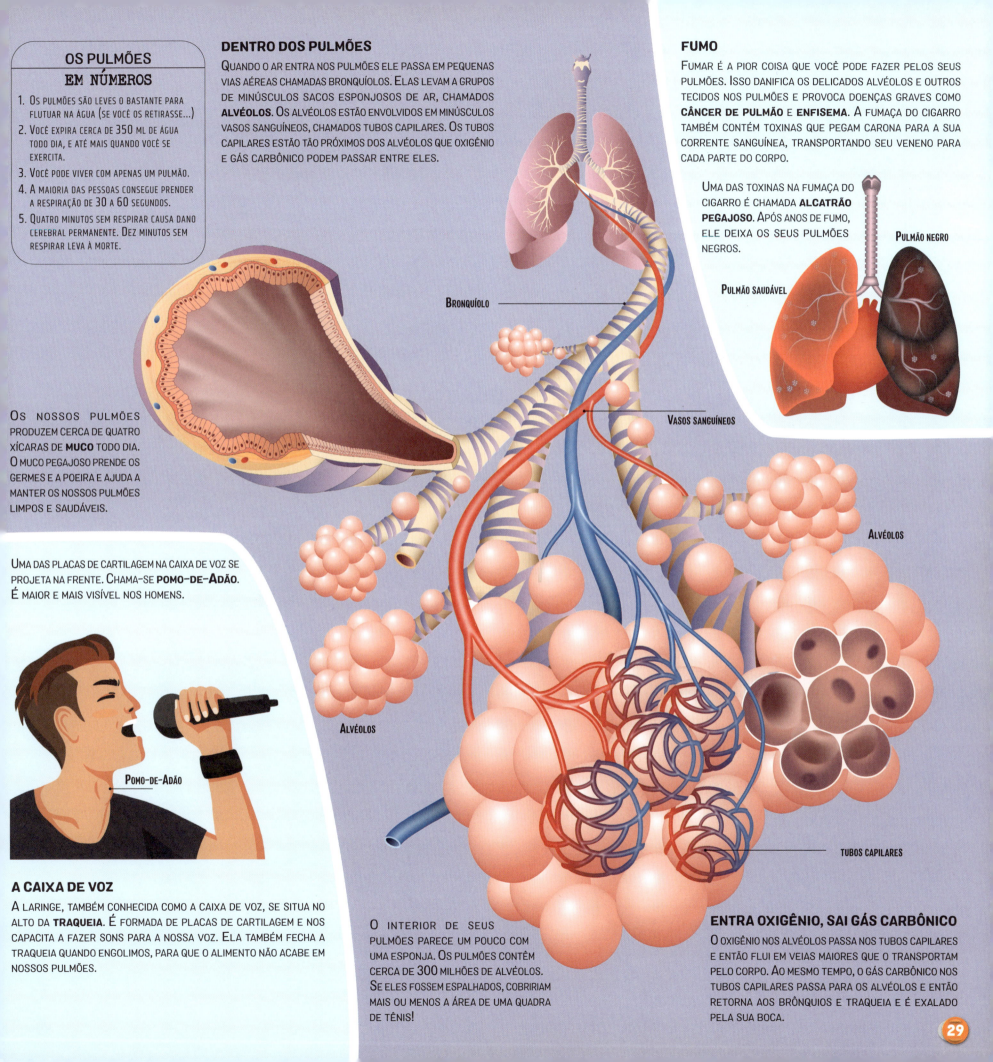

OS PULMÕES EM NÚMEROS

1. Os pulmões são leves o bastante para flutuar na água (se você os retirasse...)
2. Você expira cerca de 350 ml de água todo dia, e até mais quando você se exercita.
3. Você pode viver com apenas um pulmão.
4. A maioria das pessoas consegue prender a respiração de 30 a 60 segundos.
5. Quatro minutos sem respirar causa dano cerebral permanente. Dez minutos sem respirar leva à morte.

DENTRO DOS PULMÕES

Quando o ar entra nos pulmões ele passa em pequenas vias aéreas chamadas bronquíolos. Elas levam a grupos de minúsculos sacos esponjosos de ar, chamados **ALVÉOLOS**. Os alvéolos estão envolvidos em minúsculos vasos sanguíneos, chamados tubos capilares. Os tubos capilares estão tão próximos dos alvéolos que oxigênio e gás carbônico podem passar entre eles.

FUMO

Fumar é a pior coisa que você pode fazer pelos seus pulmões. Isso danifica os delicados alvéolos e outros tecidos nos pulmões e provoca doenças graves como **CÂNCER DE PULMÃO** e **ENFISEMA**. A fumaça do cigarro também contém toxinas que pegam carona para a sua corrente sanguínea, transportando seu veneno para cada parte do corpo.

Uma das toxinas na fumaça do cigarro é chamada **ALCATRÃO PEGAJOSO**. Após anos de fumo, ele deixa os seus pulmões negros.

Os nossos pulmões produzem cerca de quatro xícaras de **MUCO** todo dia. O muco pegajoso prende os germes e a poeira e ajuda a manter os nossos pulmões limpos e saudáveis.

Uma das placas de cartilagem na caixa de voz se projeta na frente. Chama-se **POMO-DE-ADÃO**. É maior e mais visível nos homens.

A CAIXA DE VOZ

A laringe, também conhecida como a caixa de voz, se situa no alto da **TRAQUEIA**. É formada de placas de cartilagem e nos capacita a fazer sons para a nossa voz. Ela também fecha a traqueia quando engolimos, para que o alimento não acabe em nossos pulmões.

O interior de seus pulmões parece um pouco com uma esponja. Os pulmões contêm cerca de 300 milhões de alvéolos. Se eles fossem espalhados, cobririam mais ou menos a área de uma quadra de tênis!

ENTRA OXIGÊNIO, SAI GÁS CARBÔNICO

O oxigênio nos alvéolos passa nos tubos capilares e então flui em veias maiores que o transportam pelo corpo. Ao mesmo tempo, o gás carbônico nos tubos capilares passa para os alvéolos e então retorna aos brônquios e traqueia e é exalado pela sua boca.

PARA ONDE VAI A COMIDA

O seu corpo usa a comida para gerar a energia para manter você funcionando. A comida entra no corpo pela boca, começando uma viagem que pode durar até três dias. Durante esse tempo ela é decomposta em substâncias químicas chamadas **NUTRIENTES**. Eles são absorvidos pelo corpo em um processo chamado **DIGESTÃO**.

DIGESTÃO EM NÚMEROS

1. O trato digestivo de um adulto tem até 9 m de comprimento da boca até o ânus.
2. Todo ano você produz saliva suficiente para encher uma banheira.
3. Mais de 100 trilhões de bactérias, vírus e fungos benéficos vivem no trato digestivo.
4. Se você desdobrar todas as curvinhas e dobras no intestino delgado, ele cobriria uma quadra de tênis.
5. Nossa barriga ronca o tempo todo, mas só podemos ouvi-la quando ela está vazia.

DENTES

Os dentes são uma parte muito importante do processo digestivo. Você precisa deles para **TRITURAR** a comida em pedaços pequenos o suficiente para engolir. A comida se mistura com a **SALIVA** em sua boca e se torna escorregadia e úmida o bastante para deslizar pela garganta.

TAMANHO E FORMA

Os dentes se apresentam em diversas formas e tamanhos porque eles têm tarefas diferentes a desempenhar.

INCISIVOS — Na frente da boca; são afiados para morder a comida.

CANINOS — Nos lados da boca; são pontudos para fatiar e morder a comida.

PRÉ-MOLARES E MOLARES — No fundo da boca, são achatados. Eles são usados para esmagar e triturar o alimento.

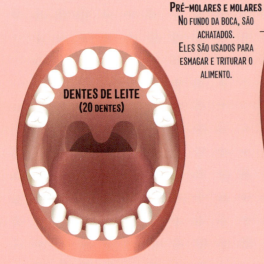

O seu primeiro conjunto de dentes, chamado de **DENTES DE LEITE**, começa a aparecer através das gengivas por volta dos seis meses. Você perde esses dentes durante a infância. Eles são gradualmente substituídos pelos **DENTES PERMANENTES** ou dentes de adulto.

DENTRO DE UM DENTE

Um dente tem duas partes, a coroa e a raiz. A coroa se projeta da gengiva e é visível. A raiz está enterrada na gengiva. Os incisivos e os caninos têm uma raiz, enquanto pré-molares e molares têm duas.

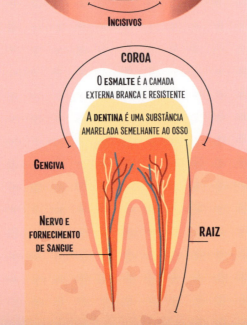

COROA
- O **ESMALTE** é a camada externa branca e resistente
- A **DENTINA** é uma substância amarelada semelhante ao osso

GENGIVA

NERVO E FORNECIMENTO DE SANGUE

RAIZ

ESTÁGIOS DA DIGESTÃO

Existem 4 estágios principais na digestão.
1. O primeiro acontece na boca, em que seus dentes trituram a comida com saliva para engolir.
2. O segundo estágio é o **ESTÔMAGO**, onde a comida é misturada com ácido forte para formar um líquido chamado quimo.
3. O terceiro estágio acontece no seu **INTESTINO DELGADO**, em que os nutrientes são absorvidos pela corrente sanguínea.
4. O quarto estágio ocorre no **INTESTINO GROSSO**, em que os últimos nutrientes são extraídos e o resíduo se torna sólido e é então expelido pelo ânus.

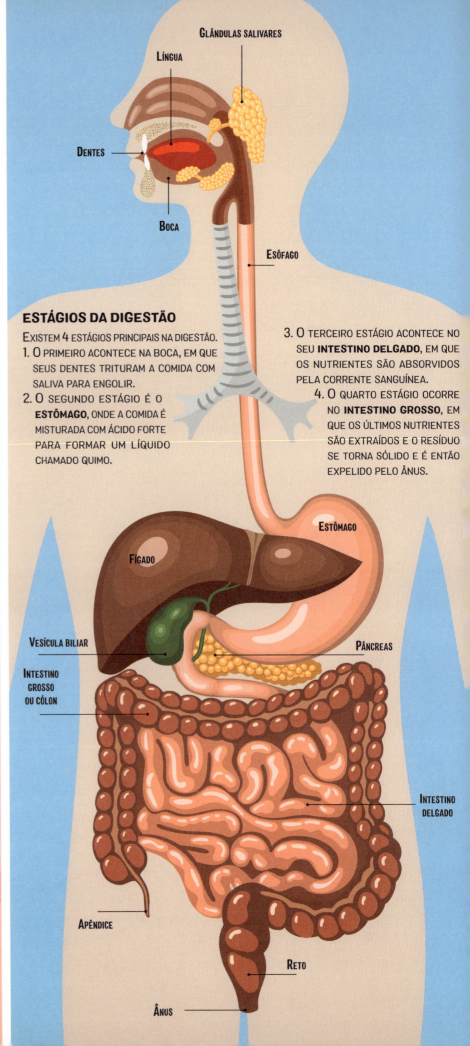

30 | O SISTEMA DIGESTÓRIO

ABASTECENDO O CORPO

O seu corpo produz algumas substâncias vitais sozinho, mas a maioria do que ele precisa para sobreviver vem do alimento que você consome. Existem seis grupos básicos de alimentos e bebidas que devem ser consumidos todo dia.

1. CARBOIDRATOS
2. PROTEÍNAS
3. GORDURAS
4. VITAMINAS
5. MINERAIS
6. ÁGUA

Hambúrgueres são aceitáveis de vez em quando, mas uma alimentação saudável deve conter uma mistura equilibrada dos grupos alimentares.

Você sabia que poderia comer de cabeça para baixo? A comida não precisa da gravidade para descer, os músculos em seu esôfago se contraem e relaxam em ondas, empurrando o alimento estômago abaixo.

MICRÓBIOS DO INTESTINO

Os nossos intestinos são mais do que só tubos ocos. Mais de 100 trilhões de micróbios benéficos vivem em nosso trato digestivo. Eles nos ajudam a digerir o alimento, nos fornecem nutrientes e nos protegem do micróbios nocivos. A maioria dos micróbios vive no intestino grosso, porque o estômago e o intestino delgado são muito ácidos.

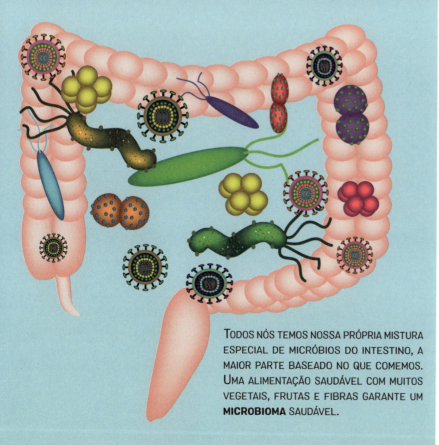

Todos nós temos nossa própria mistura especial de micróbios do intestino, a maior parte baseado no que comemos. Uma alimentação saudável com muitos vegetais, frutas e fibras garante um **MICROBIOMA** saudável.

O QUE FAZ O FÍGADO

O fígado é como uma atarefada fábrica de substâncias químicas com mais de 500 tarefas diárias. Uma das mais importantes funções é processar os nutrientes que chegam no sangue que vêm do intestino delgado.

O fígado é o único órgão que tem a capacidade de se regenerar.

O fígado contém milhares de minúsculas fábricas chamadas **LÓBULOS**, que fazem todo o trabalho de processamento.

Veia cava inferior
Aorta
Lóbulo direito
Lóbulo esquerdo

O fígado recebe sangue rico em oxigênio do coração e sangue rico em nutrientes dos intestinos.

Vesícula biliar

Duto da bílis
Envia bílis para a vesícula biliar

Veia portal hepática
Transporta sangue dos intestinos rico em nutrientes

Artéria hepática

Veia portal

CHAMADOS DA NATUREZA

O intestino grosso é o último estágio do sistema digestório. Quando os micróbios do intestino tiverem extraído os últimos nutrientes, o material residual – chamado de **FEZES** (cocô) – é comprimido para baixo pelos músculos na parede intestinal. Quando ele entra no trecho final, chamado de reto, os receptores enviam uma mensagem dizendo que você precisa ir ao banheiro.

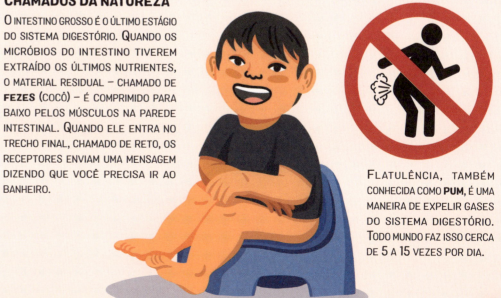

Flatulência, também conhecida como **PUM**, é uma maneira de expelir gases do sistema digestório. Todo mundo faz isso cerca de 5 a 15 vezes por dia.

31

O SERVIÇO DE ÁGUA

Depois de sair do fígado, o sangue vai para os rins, onde é filtrado novamente para remover toxinas. O sangue limpo então continua sua viagem pelo corpo, enquanto as toxinas são misturadas com água para formar a urina e enviadas uretra abaixo para a bexiga.

O SISTEMA URINÁRIO

Também conhecido como o serviço de água, o sistema urinário é formado pelos rins e bexiga, bem como pelos ureteres e a uretra (os tubos que expelem a urina).

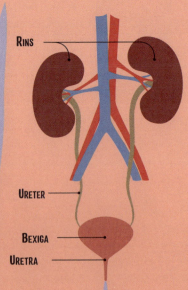

- Rins
- Ureter
- Bexiga
- Uretra

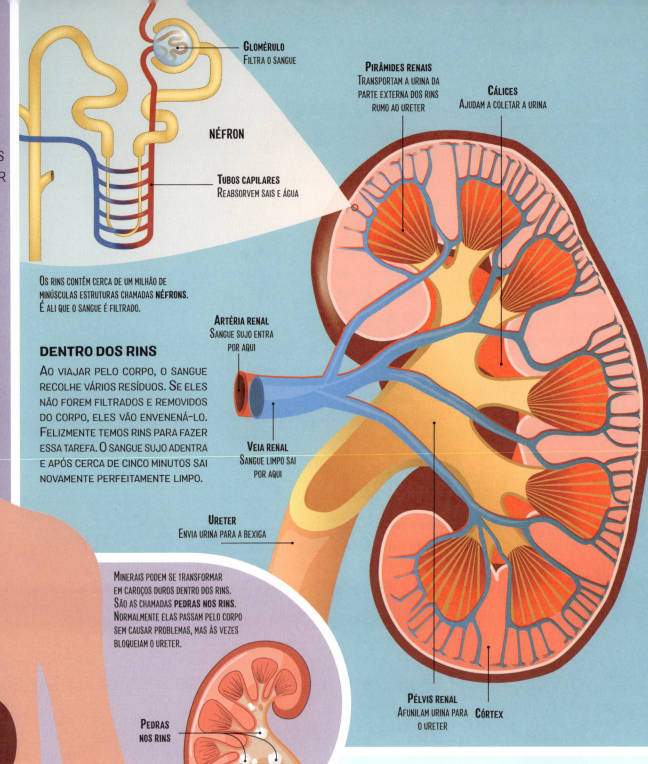

Glomérulo — Filtra o sangue

Néfron

Tubos capilares — Reabsorvem sais e água

Pirâmides renais — Transportam a urina da parte externa dos rins rumo ao ureter

Cálices — Ajudam a coletar a urina

Os rins contêm cerca de um milhão de minúsculas estruturas chamadas **néfrons**. É ali que o sangue é filtrado.

DENTRO DOS RINS

Ao viajar pelo corpo, o sangue recolhe vários resíduos. Se eles não forem filtrados e removidos do corpo, eles vão envenená-lo. Felizmente temos rins para fazer essa tarefa. O sangue sujo adentra e após cerca de cinco minutos sai novamente perfeitamente limpo.

Artéria renal — Sangue sujo entra por aqui

Veia renal — Sangue limpo sai por aqui

Ureter — Envia urina para a bexiga

Pélvis renal — Afunilam urina para o ureter

Córtex

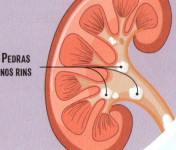

Minerais podem se transformar em caroços duros dentro dos rins. São as chamadas **pedras nos rins**. Normalmente elas passam pelo corpo sem causar problemas, mas às vezes bloqueiam o ureter.

- Pedras nos rins

EQUILÍBRIO DE ÁGUA

A quantidade de água em seu corpo precisa ficar dentro de uma certa faixa. Se você tem mais ou menos água do que o necessário, suas células não conseguem funcionar adequadamente.

Os rins e o sistema endócrino funcionam juntos para manter os níveis de água perfeitamente em equilíbrio.

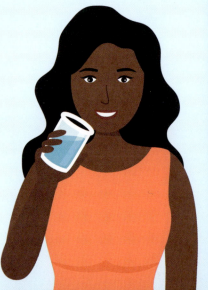

32 O SISTEMA URINÁRIO

REMOÇÃO DE RESÍDUOS

Depois que os rins tiverem feito seu trabalho, a urina viaja por um tubo chamado de ureter até a bexiga. Quando a bexiga está cheia, temos vontade de usar o banheiro para esvaziá-la. Aprender a controlar a bexiga é um marco fundamental na vida das criancinhas.

O SERVIÇO DE ÁGUA EM NÚMEROS

1. O rim de um adulto é mais ou menos do tamanho de um telefone celular.
2. Você pode sobreviver com apenas um rim.
3. Uma bexiga vazia é mais ou menos do mesmo tamanho de uma pera.
4. Uma bexiga cheia consegue segurar até 2 copos (500 ml) de urina.
5. É normal ir ao banheiro de 4 a 8 vezes ao dia e de 1 a 2 vezes à noite.

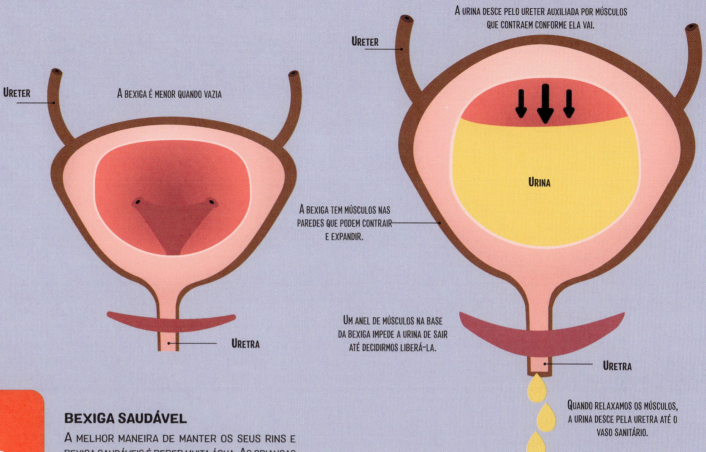

BEXIGA VAZIA — A bexiga é menor quando vazia. Ureter. Uretra.

BEXIGA CHEIA — A urina desce pelo ureter auxiliada por músculos que contraem conforme ela vai. Ureter. Urina. A bexiga tem músculos nas paredes que podem contrair e expandir. Um anel de músculos na base da bexiga impede a urina de sair até decidirmos liberá-la. Uretra. Quando relaxamos os músculos, a urina desce pela uretra até o vaso sanitário.

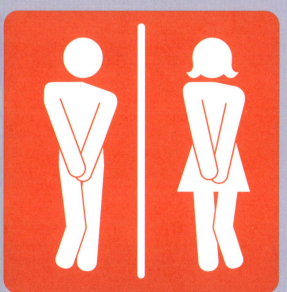

BEXIGA SAUDÁVEL

A melhor maneira de manter os seus rins e bexiga saudáveis é beber muita água. As crianças pequenas precisam beber cerca de 4 copos de líquidos como água e leite todo dia. Crianças de quatro a oito anos devem beber por volta de 5 copos todo dia. Crianças mais velhas e adultos precisam de sete a oito copos por dia.

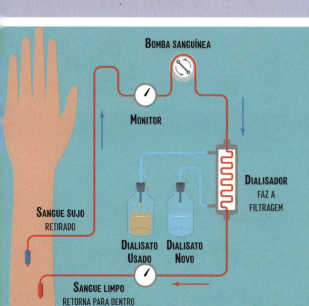

QUANDO OS RINS FALHAM

Se os seus rins pararem de funcionar adequadamente, as toxinas que eles normalmente removem se acumulam no corpo. Se isso acontecer, você pode ficar conectado a uma máquina de diálise que faz o trabalho de filtragem que os seus rins normalmente fazem.

Bomba sanguínea. Monitor. Dialisador faz a filtragem. Sangue sujo retirado. Dialisato usado. Dialisato novo. Sangue limpo retorna para dentro.

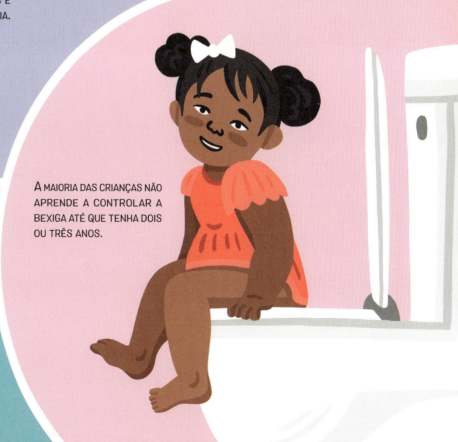

A maioria das crianças não aprende a controlar a bexiga até que tenha dois ou três anos.

OS DEFENSORES

O nosso corpo tem um conjunto especial de células, tecidos e órgãos que nos defendem de micro-organismos (germes) como bactérias, vírus e fungos, bem como células cancerígenas e corpos estranhos. Juntos eles formam uma equipe conhecida como o sistema imunológico.

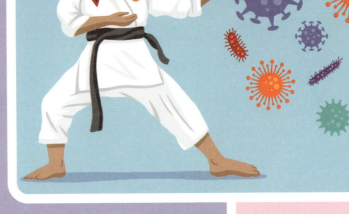

A pele é a primeira linha de defesa do seu corpo.

PRIMEIRA LINHA DE DEFES.

A primeira linha de defesa de noss corpo consiste em barreiras qu impedem os germes de entrar e nossas células. As principai são a pele, as lágrimas, o muco, saliva, a cera de ouvido, o ácid estomacal, o sangue e a urina.

COMO O SISTEMA IMUNOLÓGICO FUNCIONA

O sistema imunológico envolve muitas partes do corpo. Cada uma ajuda a detectar um germe ou corpo estranho, se comunica com outras partes do corpo e trabalha para expelir os invasores.

Quando você fica doente – por exemplo, com gripe – os sintomas, como alta temperatura, geralmente são um sinal de que o seu sistema imunológico está fazendo seu trabalho.

Amídalas e adenoides
Capturam germes que entram pelo nariz e boca.

Nódulos linfáticos

O timo produz glóbulos brancos chamados células T que combatem infecções.

Medula óssea
Produz muitos tipos de glóbulos brancos que impedem e combatem infecções.

O baço combate os germes no sangue, entre outras coisas.

Placas de Peyer
Encontradas no revestimento do intestino delgado. Elas contêm células imunológicas. E também ficam atentas aos germes na comida no intestino.

Apêndice
Proporciona um lar para bactérias boas do intestino que ajudam a combater as doenças.

Nódulos linfáticos

SISTEMA LINFÁTICO

O sistema linfático faz parte do sistema imunológico. É um conjunto de tubos e nódulos que percorrem todo o seu corpo. Ele contém um líquido leitoso chamado **LINFA** que armazena glóbulos brancos que nos defendem de doenças.

Os nódulos linfáticos filtram células danificadas e células cancerosas.

VACINAS

A vacinação é uma boa maneira de ajudar os nossos sistemas naturais a se preparar para as doenças. A maioria das vacinas fornece uma pequena "amostra" de uma doença para que quando os nossos sistemas imunológicos se deparem com a coisa de verdade eles saibam como reagir.

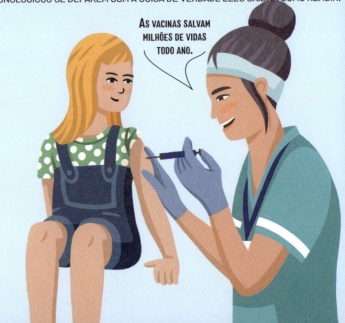

As vacinas salvam milhões de vidas todo ano.

ALERGIAS

Às vezes o nosso sistema imunológico reage a substâncias que não são prejudiciais, como poeira ou amendoins. Ele os confunde com invasores e tenta impedi-los. Quando acontece, chamamos isso de **REAÇÃO ALÉRGICA** ou alergia. Algumas alergias comuns são rinite alérgica e eczemas. As respostas alérgicas podem ser moderadas, como ter coceira ou coriza, ou podem ser muito sérias e até pôr a vida em risco.

Há uma forte ligação entre as alergias e a **POLUIÇÃO DO AR**. Diferente de outras causas, a poluição do ar prejudica sim a sua saúde.

CAUSAS & SINTOMAS

As pessoas podem ser alérgicas a quase qualquer coisa, mas algumas coisas provocam reações em várias pessoas. Os sintomas também variam bastante. Se você tem uma alergia séria, pode ter que levar remédios com você o tempo todo para o caso de ter uma reação inesperada a algo.

Todo dia **ALIMENTOS** como **LEITE**, **OVOS** e **NOZES** provocam alergias em algumas pessoas.

Olhos **VERMELHOS, LACRIMEJANTES** ou **COM COCEIRA** são sintomas comuns causados por poeira, fumaça, pelos de animais e cosméticos.

Existem muitos outros sintomas, incluindo **ESPIRROS, TOSSES, CORIZAS** e **NÁUSEA.**

A poeira é uma causa comum. Não é a poeira em si, mas os **MINÚSCULOS ÁCAROS** (INSETOS) QUE vivem nela que provocam a reação.

As alergias aos animais de estimação são normalmente causadas pelas **PROTEÍNAS** de reação nas células de pele dos animais, saliva ou urina.

As alergias podem causar **ENXAQUECAS** e **DORES DE CABEÇA**, especialmente na estação da alergia (primavera e verão).

Erupções cutâneas, incluindo **URTICÁRIAS** e **ECZEMAS,** são outros sintomas frequentes.

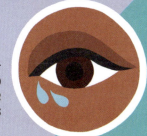
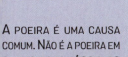
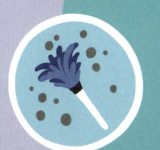
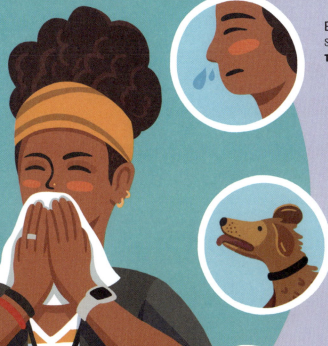

COMBATENDO A INFLAMAÇÃO

Quando um corpo estranho, como um espinho, perfura a sua pele, o sistema de defesa entra em ação. Os tecidos danificados liberam substâncias químicas para atrair glóbulos brancos que combatem a infecção.

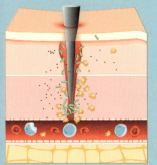
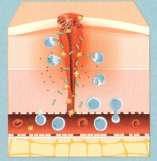
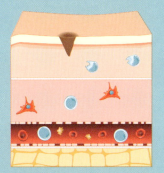

1. Os vasos sanguíneos se expandem para aumentar o fluxo sanguíneo até a ferida.
2. As plaquetas engrossam o sangue para fazer um coágulo que feche a ferida.
3. Os glóbulos brancos engolem os germes na ferida, deixando-a limpa para sarar.

TROPAS DA LINHA DE FRENTE

Os glóbulos brancos chamados **MACRÓFAGOS** matam as bactérias e outros germes engolfando-os. Assim que estão lá dentro, o macrófago digere os germes, depois expele os resíduos.

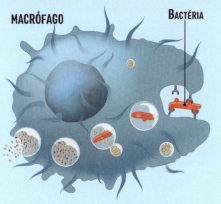

O SISTEMA IMUNOLÓGICO EM NÚMEROS

1. As bactérias boas do intestino são a chave para um sistema imunológico saudável.
2. A falta de sono enfraquece o seu sistema imunológico. É por isso que você é mais suscetível a pegar um resfriado quando está cansado.
3. O nosso sistema imunológico lembra de cada germe que já encontrou.
4. O sistema imunológico fica mais fraco à medida que você envelhece.
5. Exercício físico fortalece o seu sistema imunológico.

HORMÔNIOS

Os hormônios são como mensageiros químicos que viajam pela corrente sanguínea transportando instruções para partes do seu corpo fazerem coisas. Eles controlam uma ampla gama de funções, desde quando você cresce e alcança a maturidade sexual até a digestão e o seu relógio biológico.

Os hormônios circulam amplamente, mas cada um só afeta **células-alvo específicas** que são programadas pelos seus genes para responder às suas mensagens.

Glândula pineal
Produz a melatonina, um hormônio que controla o seu relógio biológico.

Timo
Produz hormônios para o sistema imunológico.

Pâncreas
A maior glândula endócrina. Ela produz diversos hormônios, incluindo a insulina (veja diabetes).

Ovário (em mulheres)
Responsável pelos hormônios femininos.

Hipotálamo
Controla as sensações de fome e sede.

Glândula pituitária
O chefe do sistema endócrino. Entre os muitos hormônios que produz, está o hormônio do crescimento, o que o torna mais alto!

Tireoide
Em forma de gravata borboleta. Localizada no pescoço, ela produz hormônios de crescimento e de energia.

Glândulas adrenais
Liberam reforços de energia na forma de adrenalina (veja lutar ou fugir)

Testículo (nos homens)
Responsável pelos hormônios masculinos.

COMO ELES FUNCIONAM

Você tem uma variedade de glândulas endócrinas em diferentes partes do seu corpo. A **glândula pituitária**, que é mais ou menos do tamanho de uma ervilha e fica no cérebro, controla o sistema endócrino. Ela libera muitos hormônios diferentes que controlam outras glândulas e funções corporais.

HORMÔNIOS DA ADOLESCÊNCIA

A **puberdade** é o período entre a infância e a fase adulta. O corpo libera muitos hormônios diferentes à medida que o corpo amadurece e a reprodução se torna possível. É um período de crescimento e de mudança corporal. Você pode ver algumas das mudanças que ocorrem no quadrado da página anterior. Os níveis dos hormônios que surgem nesta idade podem tornar os adolescente mal-humorados e inseguros.

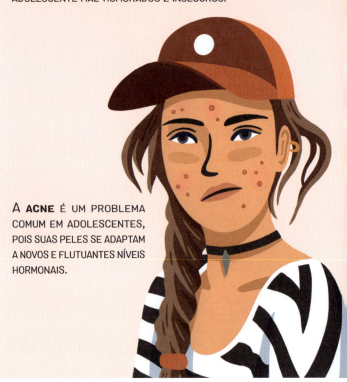

A **acne** é um problema comum em adolescentes, pois suas peles se adaptam a novos e flutuantes níveis hormonais.

LUTAR OU FUGIR

Se você estiver nadando no mar e, de repente, se deparar com um tubarão devorador de pessoas, as suas glândulas adrenais produzirão um reforço repentino de um hormônio chamado adrenalina. Isso dá a você uma força extra para reagir rapidamente ao perigo e escapar do mal.

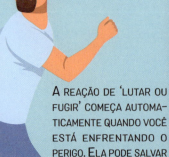

A reação de 'lutar ou fugir' começa automaticamente quando você está enfrentando o perigo. Ela pode salvar a sua vida.

Mudanças para meninas
- Os seios começam a crescer.
- Começa o período menstrual (menstruação).
- O corpo começa a ficar mais curvilíneo, e os quadris aumentam.

Algumas mudanças são iguais para meninos e meninas
- Ficam mais altos.
- Os pelos crescem debaixo dos braços e entre as pernas.
- Suam mais.
- Pele mais oleosa e pode-se até ganhar espinhas.
- Cabelo mais oleoso. Você pode precisar lavar seu cabelo com mais frequência.
- Sentimentos confusos e mudanças de humor. Você pode se sentir feliz, triste, amuado, choroso, zangado, aborrecido, confuso e empolgado, tudo no mesmo dia. Esses são sentimentos normais. Crescer é assim mesmo!
- Sentir-se diferente em relação aos outros. Você talvez comece a "gostar" de pessoas.

Mudanças para meninos
- Os ombros ficam mais largos.
- Os músculos ficam maiores e mais fortes.
- Começam a crescer cabelos no rosto e no peito.
- A sua voz começa a mudar. Ela pode soar estridente alguns dias e bem grave em outros.
- O pênis fica maior.
- Os testículos ficam maiores e começam a produzir esperma.

O SISTEMA ENDÓCRINO EM NÚMEROS

1. A puberdade começa quando o seu corpo está preparado. Alguns jovens começam a mudar muito antes que outros.
2. Os adolescentes precisam de mais sono do que crianças e adultos.
3. Os adolescentes se arriscam mais do que outras faixas etárias por causa dos hormônios.
4. A obesidade e a falta de exercício são duas causas principais da diabetes tipo 2.

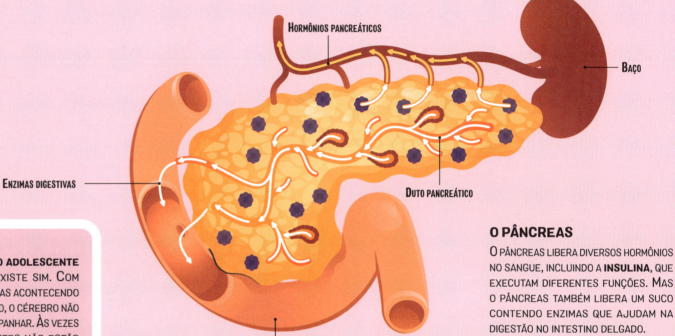

O PÂNCREAS

O pâncreas libera diversos hormônios no sangue, incluindo a **INSULINA**, que executam diferentes funções. Mas o pâncreas também libera um suco contendo enzimas que ajudam na digestão no intestino delgado.

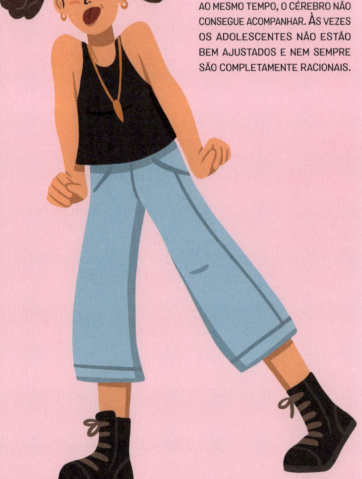

O **CÉREBRO DO ADOLESCENTE** na verdade existe sim. Com tantas mudanças acontecendo ao mesmo tempo, o cérebro não consegue acompanhar. Às vezes os adolescentes não estão bem ajustados e nem sempre são completamente racionais.

DIABETES

A diabetes é uma doença em que os **NÍVEIS DE AÇÚCAR NO SANGUE** não estão bem regulados. Muito açúcar, ou glicose, circulando no sangue faz mal a você. O excesso de açúcar é descartado através dos rins como urina.

Antes de os médicos terem ferramentas modernas para diagnosticar a diabetes, eles provavam a urina do paciente para ver o quanto ela era doce!

Você pode reduzir o seu risco de ter diabetes tipo 2 comendo alimentos saudáveis e fazendo muitos exercícios.

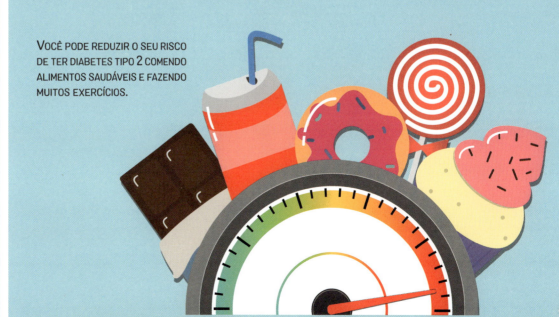

A PRÓXIMA GERAÇÃO

Se as pessoas parassem de ter bebês, a raça humana logo se extinguiria. Felizmente, muitos bebês nascem todo ano. Para produzir um novo bebê, são necessárias células reprodutivas masculinas e femininas, chamadas de esperma e óvulo.

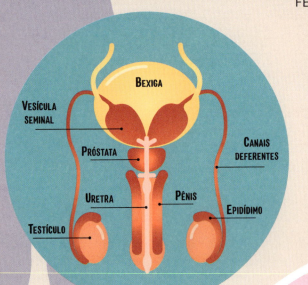

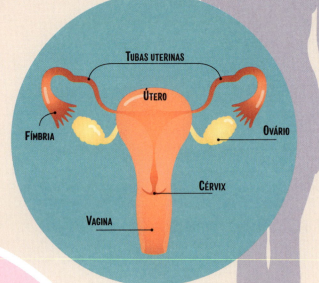

COMO OS BEBÊS SÃO CONCEBIDOS

Os corpos masculinos e femininos são muito parecidos, exceto por seu sistema reprodutivo. Os corpos masculinos produzem **ESPERMATOZOIDES** nos testículos. Eles viajam por tubos e são liberados por meio do pênis. Todo mês os ovários femininos liberam um óvulo dentro das tubas uterinas. Quando os espermatozoides entram no corpo feminino através da vagina, eles podem encontrar o óvulo e unir-se para produzir um novo bebê.

FERTILIZAÇÃO

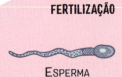
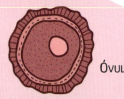

Esperma — Óvulo

Se o esperma entrar na vagina quando os ovários femininos tiverem acabado de liberar um óvulo, a **FERTILIZAÇÃO** pode ocorrer. Cada espermatozoide carrega metade da informação necessária para criar um bebê, e o óvulo contém a outra metade. Se eles se unem, o óvulo é fertilizado.

ESTÁGIOS DO DESENVOLVIMENTO

A fertilização normalmente acontece nas tubas uterinas. A célula-óvulo fertilizada – chamada de **ZIGOTO** – imediatamente começa a se dividir, primeiro em duas células, depois em quatro células, e assim por diante, até um agrupamento de células existir.

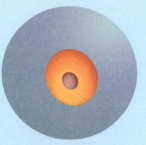
Óvulo fertilizado

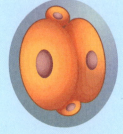
Estágio de 2 células

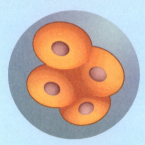
Estágio de 4 células

O blastocisto se embrenha na parede do útero e se torna um **EMBRIÃO**. Algumas células formam a **PLACENTA**, enquanto outras se tornam o **SACO AMNIÓTICO**, dentro do qual o embrião se desenvolve.

REPRODUÇÃO EM NÚMEROS

1. Nascem aproximadamente 350.000 bebês todos os dias.
2. O maior número de bebês nascidos em um único parto é oito. Eles são óctuplos.
3. Cerca de 2% das gravidezes geram gêmeos.
4. Uma gravidez média dura 280 dias.
5. A gravidez mais demorada já registrada durou 375 dias.

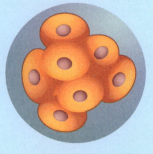
Estágio de 8 células

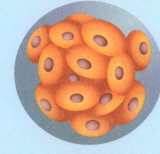
Estágio de 16 células

Como continua a se dividir, o agrupamento de células desce lentamente pelas tubas uterinas e entra no útero. Neste ponto o agrupamento de células é chamado de **BLASTOCISTO**.

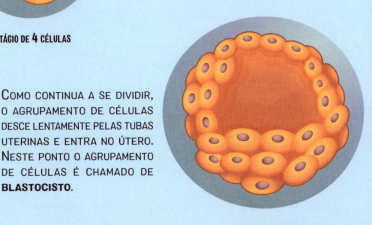
Blastocisto

38 O SISTEMA REPRODUTIVO

GRAVIDEZ

Quando uma mulher tem um bebê crescendo dentro dela, diz-se que está **GRÁVIDA**. Ela compartilha o oxigênio que respira e a comida que ingere com o feto dentro dela, passando nutrientes e oxigênio pela placenta. O feto está ligado à placenta pelo **CORDÃO UMBILICAL**, que é cortado após o bebê nascer.

OUTRAS MANEIRAS DE TER UM BEBÊ

Há muitas maneiras de ter um bebê. Às vezes os pais precisam de ajuda para conceber um bebê e podem fazer **TRATAMENTO DE FERTILIDADE**. Outras vezes eles preferem **ADOTAR** uma criança que já não tenha um lar.

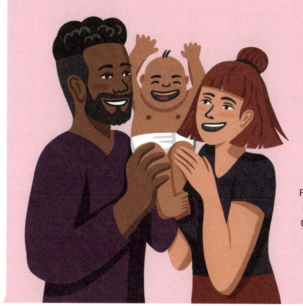

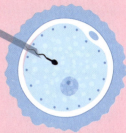

Às vezes a fertilização ocorre em laboratório e o óvulo fertilizado é implantado na mãe para crescer.

Geralmente o útero de uma mulher é mais ou menos do tamanho de uma laranja. Durante a gravidez ele pode ficar tão grande quanto uma melancia.

Aos **SEIS MESES** o feto tem pulmões totalmente desenvolvidos e pode começar a ouvir coisas do lado de fora do útero. Nesse estágio ele pesa cerca de um quilo.

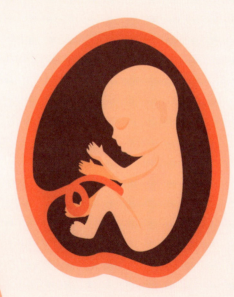

6 MESES

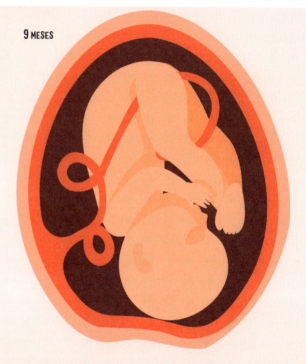

9 MESES

A **PLACENTA** carrega oxigênio e nutrientes do corpo da mãe e remove os resíduos. Por volta de **UM MÊS**, o embrião tem cerca do tamanho de um grão de arroz.

Por volta de **NOVE MESES** depois de o esperma ter fertilizado o óvulo, o bebê está pronto para nascer. Os bebês normalmente se acomodam de um jeito que lhes permite sair primeiro com a cabeça. O processo de dar à luz é conhecido como **PARTO**.

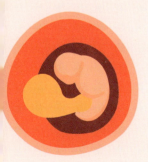

1 MÊS

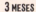

3 MESES

Após cerca de **DOIS MESES** o embrião é conhecido como **FETO**. No final do terceiro mês o feto tem braços, mãos, dedos, pés e dedos do pé e pode abrir e fechar seus punhos e boca.

GÊMEOS

Às vezes dois ou mais bebês crescem dentro da mãe ao mesmo tempo. Os gêmeos podem ser idênticos ou não idênticos. **GÊMEOS IDÊNTICOS** ocorrem quando um óvulo é fertilizado por dois espermatozoides. Eles formam um único zigoto que então se divide em dois embriões separados. **GÊMEOS NÃO IDÊNTICOS** acontecem quando dois espermas fertilizam dois óvulos e ambos são implantados no útero da mãe.

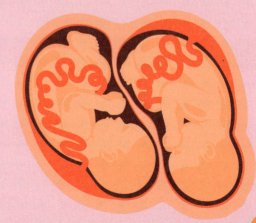

ESTÁGIOS DA VIDA

Todos os humanos passam pelo mesmo ciclo de vida. Todas as pessoas nascem como bebês indefesos, que se tornam crianças ativas, que logo se transformam em adolescentes temperamentais. Não demora e os adolescentes são adultos e podem eles mesmos ter filhos. Mais alguns anos se passam e os filhos têm filhos e os pais se tornam avós! É um ciclo infinito.

CRESCER

Os primeiros 25 anos têm tudo a ver com crescer. Você passa muito tempo na escola estudando coisas e também está aprendendo muito a seu respeito. Os anos de adolescência podem ser difíceis conforme você se esforça para decidir sobre o seu futuro e quem quer ser.

OS PRIMEIROS ANOS

Os bebês recém-nascidos precisam de ajuda com tudo. Se você tem um irmãozinho ou irmãzinha você sabe quanto tempo eles tomam. Mas logo eles estão de joelho e engatinhando, em seguida ficam de pé e estão falando. Eles são criancinhas. Aos três ou quatro anos muitas crianças vão para a pré-escola.

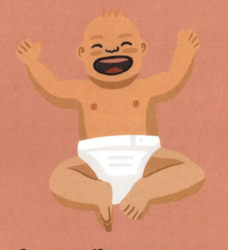

Com cinco ou seis anos, as **crianças** vão para a escola. Nessa idade você pode se vestir e se alimentar sozinho e consegue se expressar claramente. Você não precisa tanto de seus pais.

A **puberdade** começa por volta dos 8 a 11 anos para as meninas e 9 a 12 anos para os meninos. Como **adolescente** você cresce rápido e seu corpo muda muito. A voz dos meninos fica mais grave, e as meninas ficam mais curvilíneas.

No **final da adolescência** você conclui o ensino médio e parte para a faculdade ou arranja o seu primeiro emprego. Lá pelos 25 anos você é totalmente adulto, física e emocionalmente.

Os primeiros 12 meses da vida de uma criança são cheios de **marcos** importantes: o primeiro sorriso, os primeiros passos vacilantes, as primeiras palavras.

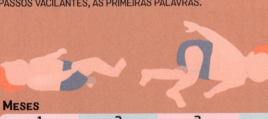

| Meses | 1 | 2 | 3 | 4 | 5 | 6 | 7 | 8 | 9 | 10 | 11 | 12 |

Bebês recém-nascidos dormem de 14 a 17 horas por dia. Eles acordam a cada 2 a 4 horas para se alimentar. Eles choram muito.

Dos dois aos três meses os bebês podem ouvir e ver melhor. Eles erguem a cabeça e começam a reconhecer as pessoas.

Dos quatro aos cinco meses os bebês olham você no olho e começam a balbuciar. Eles pegam brinquedos e conseguem ver coisas de longe.

Aos seis meses os bebês gostam de rir e gargalhar. Eles começam a se sentar e conseguem ver as cores.

Aos oito para nove meses os bebês conseguem distinguir formatos e compreender palavras como "mamãe" e "papai".

Aos dez meses a maioria dos bebês está engatinhando e tentando ficar em pé. Eles podem começar a dizer "mamãe" e "papai".

Aos doze meses, a maioria dos bebês consegue ficar em pé ou caminhar sozinhos. Eles conseguem apontar e reconhecer coisas. Eles adoram sentir as coisas e escutar histórias simples.

40 CICLOS DA VIDA

As pessoas em seus quarenta anos ou mais são normalmente chamadas de pessoas de **MEIA-IDADE**.

ESTÁGIOS DA VIDA EM NÚMEROS

1. Os bebês crescem depressa. Eles dobram seu peso de nascimento nos primeiros cinco meses.
2. Seu cérebro se desenvolve mais nos primeiros cinco anos de vida do que em qualquer outro período.
3. Os adolescentes podem ter estirões de crescimento, ficando vários centímetros mais altos em apenas alguns meses.
4. A densidade óssea começa a declinar por volta dos 40 anos.
5. Cerca de uma em cada cinco crianças nascidas em países ricos após 2020 pode ter expectativa de vida de 100 anos.

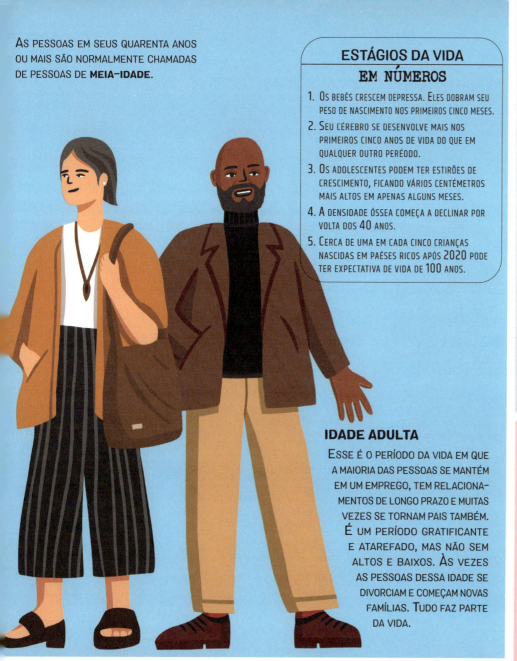

IDADE ADULTA

Esse é o período da vida em que a maioria das pessoas se mantém em um emprego, tem relacionamentos de longo prazo e muitas vezes se tornam pais também. É um período gratificante e atarefado, mas não sem altos e baixos. Às vezes as pessoas dessa idade se divorciam e começam novas famílias. Tudo faz parte da vida.

EXPECTATIVA DE VIDA

A expectativa de vida é o quanto se espera que uma pessoa viva. A idade média que as pessoas vivem varia muito dependendo do país em que você vive e se você obtém bom atendimento médico e vive uma vida saudável. A expectativa de vida tem aumentado muito nas décadas recentes, especialmente em países ricos com bons sistemas de saúde.

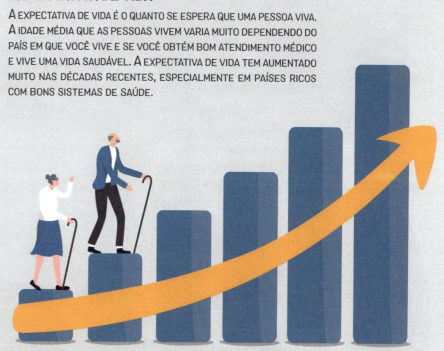

ENVELHECER BEM

A **TERCEIRA IDADE** é o último estágio da vida humana. As pessoas que se alimentam bem e se exercitam com frequência permanecem saudáveis e ativas para aproveitar a idade madura. É melhor começar a seguir um estilo de vida saudável quando você é jovem.

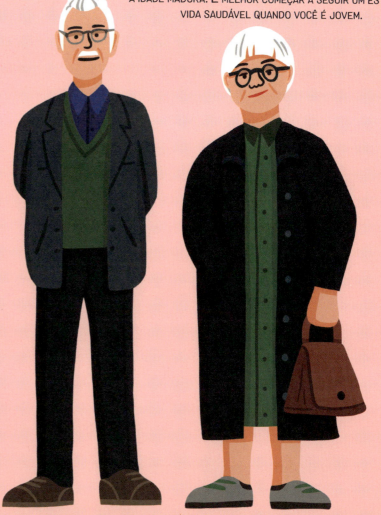

POR QUE ENVELHECEMOS?

Os cientistas não entendem totalmente por que envelhecemos. Envelhecimento precoce pode ser causado por maus hábitos, como fumar ou comer mal, ou pela exposição à poluição ou substâncias químicas que prejudicam o corpo. Mas até as pessoas mais saudáveis no fim envelhecem.

A explicação mais provável para o envelhecimento tem a ver com as nossas células. As células se dividem e se renovam constantemente, mas elas só podem fazer isso um certo número de vezes. O processo é controlado por **TELÔMEROS** que são encontrados no final dos nossos cromossomos.

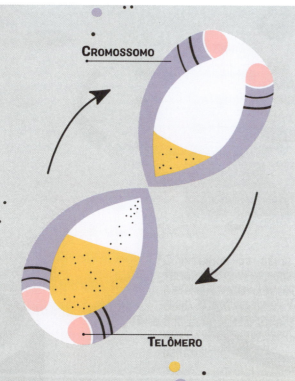

PERMANECER SAUDÁVEL

Às vezes você adoece porque sofre um acidente ou pega uma doença infecciosa como catapora. Não há muito o que fazer a respeito disso. Mas existem muitas coisas que você pode fazer por si para ficar saudável. Aprender bons hábitos quando você é jovem vai ajudá-lo a ficar saudável a vida toda.

Durante a sua vida você comerá cerca de 30.000 kg de comida. Isso é mais ou menos o peso de seis elefantes africanos!

ALIMENTAÇÃO

Tente pensar na comida que você come como o combustível que mantém o seu corpo funcionando. Se você comer comida de boa qualidade, o seu corpo irá bem e você ficará saudável e feliz. As melhores comidas são as naturais, como hortaliças e frutas, peixe, frango e ovos, e leite e iogurte. Você também deve beber muita água.

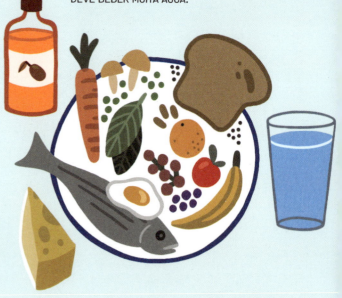

CONTINUE SE MOVIMENTANDO

Nosso corpo é feito para atividade física, como correr e saltar e brincar ao ar livre. Ficar dentro de casa o dia inteiro olhando para a tela de um telefone ou computador não é saudável para adultos nem para crianças. As **atividades físicas** o mantêm em forma e o fazem se sentir melhor. Tente fazer ao menos uma hora de exercício vigoroso todo dia.

Fazer atividade física não tem que ser uma chatice. Brincar com o seu cachorro, nadar ou correr atrás de uma bola em um parque com seus amigos são maneiras divertidas de ficar em forma.

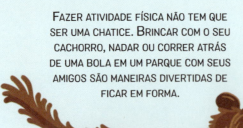

Alimentos como bolo e pizza são bons se você os consome ocasionalmente. Se você os comer demais, eles lhe farão se sentir cansado e infeliz.

ASSEIO

Lave as mãos com água morna e sabonete várias vezes ao dia. Isso matará os germes que podem deixá-lo doente. **Escove os dentes** após cada refeição. Use fio dental ao menos uma vez ao dia, preferencialmente de noite para que os seus dentes fiquem limpos até o café da manhã.

Lave as mãos antes das refeições e depois de ir ao banheiro, brincar com animais de estimação e tocar em lixo.

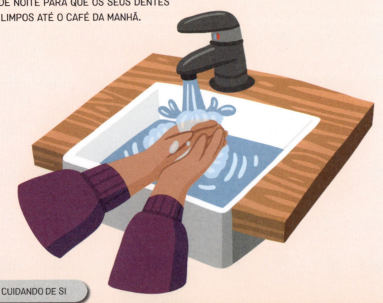

SONO

Ter uma boa noite de sono é como dar ao seu corpo um pequeno feriado. Ele pode descansar e se restabelecer, pronto para o dia seguinte. Enquanto você dorme, o seu cérebro tem tempo de organizar as coisas, muitas vezes mostrando-lhe alguns **sonhos** incríveis.

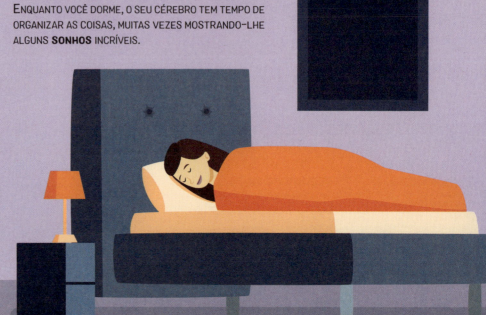

42 CUIDANDO DE SI

AMIGOS E FAMÍLIA

Os humanos são seres sociais, o que significa que gostam de passar tempo juntos. Conhecer pessoas e ter amigos nos deixa felizes. Aprenda a ser um bom amigo sendo gentil, compartilhando coisas e escutando o que as pessoas dizem.

O SEU CORPO
ALGUNS FATOS TOLOS

1. Rir alivia o estresse e é muito bom para a sua saúde.
2. É impossível lamber o seu cotovelo.
3. Sempre olhe pelo lado positivo! Os otimistas vivem mais tempo.
4. Você é mais alto de manhã do que de noite (porque a cartilagem se comprime durante o dia).
5. Dançar é inato. Os bebês ouvem música e dançam, não é preciso pedir para eles fazerem isso.

SINTA-SE BEM CONSIGO

Todos somos diferentes. Somos moldados diferentemente, temos aparências e crenças diferentes, corpos e cabelos diferentes. Às vezes você pode achar que não é tão legal ou atraente quanto seus amigos, mas não é assim. Você é você. Sempre faça o seu melhor e tenha orgulho de si.

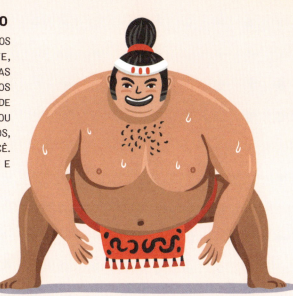

NÃO FUME

Fumar é a pior coisa que você pode fazer pela sua saúde. Não é legal e não faz você parecer mais adulto ou mais sofisticado. Isso deixa seus dentes amarelados, deixa sua pele flácida e enrugada e lhe dá câncer.

BULLYING

Às vezes as pessoas – muitas vezes aquelas que se sentem mal ou inseguras sobre si mesmas – podem ser agressivas com você. Elas podem fazer isso fisicamente golpeando ou ameaçando você ou lhe dizendo coisas horríveis. Muitas vezes postam comentários ou imagens ofensivas ou prejudiciais online. Isso se chama bullying.

O bullying não é sua culpa. Se acontecer com você, conte ao professor, aos pais ou a um amigo. Peça ajuda para fazer isso cessar.

LUZ SOLAR

A luz solar nos faz felizes e também produz um nutriente importante – chamado vitamina D – quando incide em sua pele. Mas é importante não pegar sol demais, pois isso pode queimar a sua pele e lhe dar câncer de pele.

Use um chapéu de sol e passe um pouco de protetor solar antes de passar muito tempo ao sol.

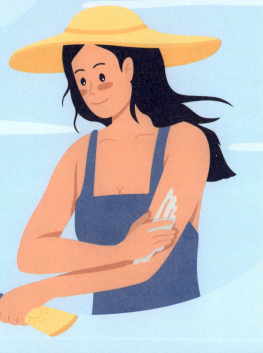
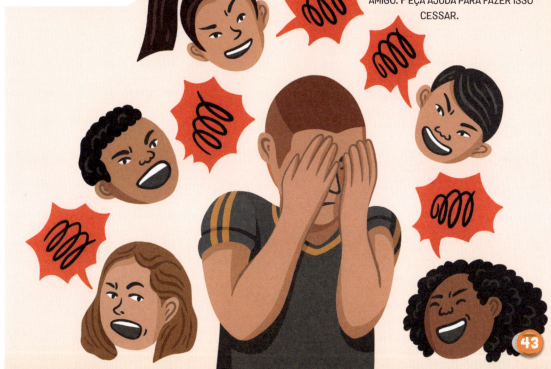

SER DIFERENTE

Algumas pessoas nascem com corpos que são diferentes, enquanto outras têm uma doença ou acidente que as faz parecer ou se sentir diferentes. Essas diferenças são chamadas de **deficiências**. Algumas deficiências, como cegueira ou usar uma cadeira de rodas, são fáceis de perceber. Outras podem ser ocultas, pois estão na mente, por exemplo, um transtorno alimentar ou depressão. Os humanos são muito adaptáveis e muitas pessoas com deficiências vivem vidas confortáveis.

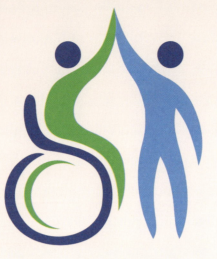

Este é um símbolo internacional comemorando as vidas de pessoas com deficiências.

SENTIR-SE ANSIOSO

Às vezes sentimentos normais de medo ou preocupação podem sair do controle. Você talvez tenha medo extremo de algo, como cães ou aranhas, então isso se torna uma **fobia**. Às vezes os sentimentos de ansiedade se tornam tão fortes que você tem um **ataque de pânico**. Há médicos e terapeutas que podem ajudar. Diga às pessoas como você se sente.

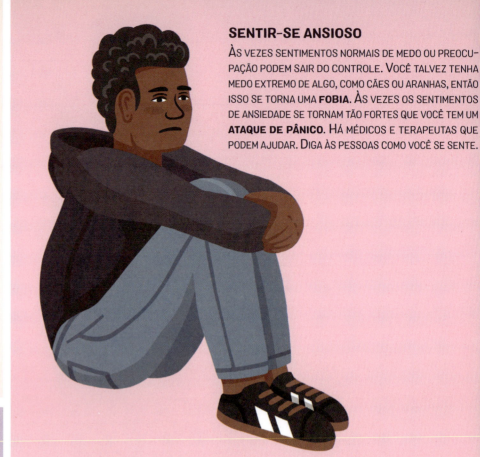

OUTRAS DEFICIÊNCIAS INVISÍVEIS

Se você sofre de sentimentos de tristeza prolongados, talvez esteja com **depressão**. Outras deficiências comuns incluem **TDAH** (Transtorno de Déficit de Atenção e Hiperatividade) e **transtornos alimentares**. Todos podem ser tratados por terapeutas.

TEA

TEA é a sigla para transtorno do espectro do autismo. Existem muitas condições diferentes, mas todas envolvem pessoas que têm dificuldade de interagir e se comunicar com os outros.

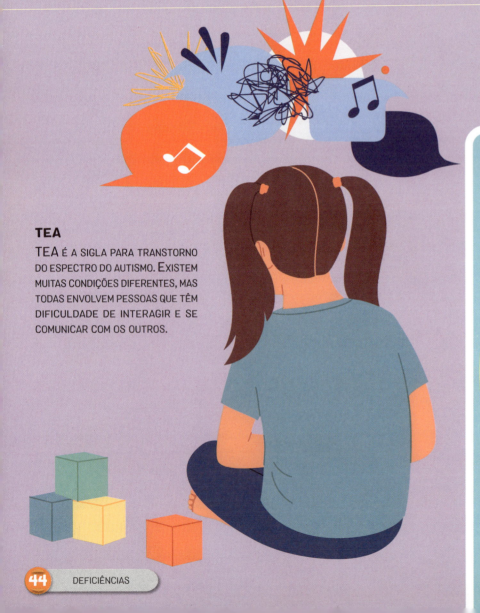

TRANSTORNOS DE APRENDIZAGEM

Algumas pessoas têm cérebros que estão conectados de uma maneira levemente diferente do padrão e isso pode dificultar que eles aprendam a ler e escrever. A **dislexia** é um transtorno comum que afeta a área do cérebro que lida com a linguagem. Crianças disléxicas têm dificuldade em aprender a ler, mas com o auxílio certo elas podem aprender a ler e escrever normalmente.

44 DEFICIÊNCIAS

LINGUAGEM DE SINAIS

A linguagem de sinais é uma maneira de se comunicar usando os sinais de mão e também expressões faciais e linguagem corporal. As pessoas que são surdas ou têm dificuldade de ouvir muitas vezes aprendem a linguagem dos sinais. Muitas **pessoas não verbais** (que conseguem ouvir, mas não conseguem ou não querem falar) também utilizam a linguagem dos sinais para se comunicar.

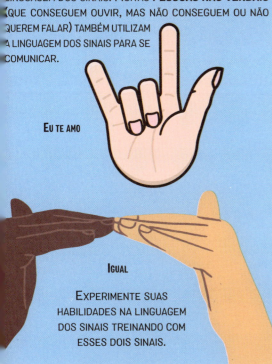

Eu te amo

Igual

Experimente suas habilidades na linguagem dos sinais treinando com esses dois sinais.

DIFICULDADE VISUAL

Existem muitos tipos de problemas que podem afetar a sua habilidade de enxergar. Em casos moderados, os óculos podem resolver o problema. Por exemplo, com problemas mais sérios, a cirurgia às vezes pode ajudar. Outros aprendem a viver com deficiência visual.

Algumas pessoas com problemas de visão, audição ou mobilidade têm um cão para ajudá-los com as tarefas cotidianas. Ele se chama **cão-guia**.

PROBLEMA AUDITIVO

Existem diferentes tipos e níveis de perda auditiva. Os aparelhos auditivos podem ajudar em muitos casos. Às vezes basta usá-los dentro do ouvido ou acomodados atrás da orelha. Se isso não for suficiente, os médicos podem inserir um pequeno dispositivo eletrônico complexo chamado de **implante coclear** em seu ouvido interno para ajudar.

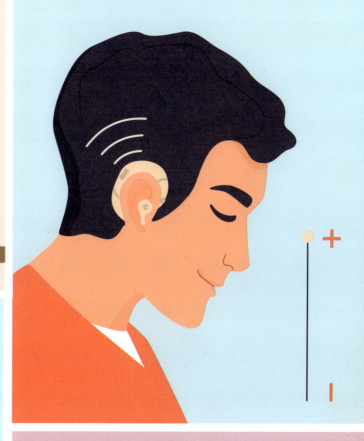

MOBILIDADE

Se você tiver dificuldade de caminhar, talvez precise de uma cadeira de rodas para ajudá-lo a se movimentar por aí. Algumas cadeiras de rodas têm motor, mas outras podem ser empurradas usando as rodas ou um ajudante por trás.

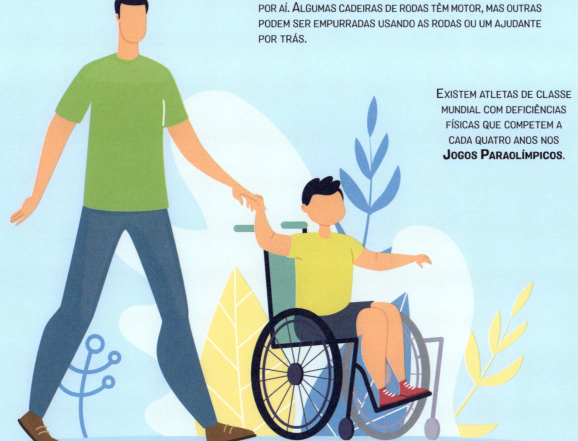

Existem atletas de classe mundial com deficiências físicas que competem a cada quatro anos nos **Jogos Paraolímpicos**.

MEMBROS PROSTÉTICOS

Caso você perca um braço ou uma perna, você pode ter um membro prostético para compensá-lo. Protético significa **artificial** e esses membros são fabricados para ter aparência e atuar igual ao membro de verdade. Alguns **membros biônicos** modernos incluem nova tecnologia que usa sinais dos músculos de uma pessoa para se mover.

O FUTURO

O futuro da ciência médica nunca foi mais empolgante. A tecnologia está transformando a maneira pela qual prevenimos, diagnosticamos, tratamos e curamos doenças. No futuro próximo, tecnologia vestível como dispositivos de rastreamento fitness nos permitirão controlar a nossa própria saúde. Robótica, terapia gênica e imunoterapia são apenas três dos novos e empolgantes caminhos.

GRANDES AVANÇOS MÉDICOS
UMA RÁPIDA CRONOLOGIA

1. 1796 Primeira vacina utilizada.
2. 1928 Os antibióticos são inventados.
3. 1967 Primeiro transplante de coração.
4. 1996 Primeiro mamífero clonado.
5. 2003 Genoma humano mapeado.
6. Primeiro fígado humano desenvolvido a partir de células-tronco.
7. Vacinas de RNA mensageiro utilizadas para tratar covid-19.

EQUIPE MÉDICA DEDICADA

Médicos, enfermeiras e todas as pessoas que trabalham em hospitais e centros de saúde são o fundamento da ciência médica e continuarão sendo assim no futuro. Novas tecnologias os ajudarão a tratar e curar mais doenças do que nunca.

CIRURGIA ROBÓTICA

Cada vez mais hospitais estão usando a cirurgia robótica. Ela permite aos médicos executar operações complexas com maior precisão. O cirurgião ainda está presente e no controle, embora esteja sentado em um console afastado do paciente. O procedimento é efetuado pelos braços do robô de alta precisão, guiados pelo cirurgião a partir do console.

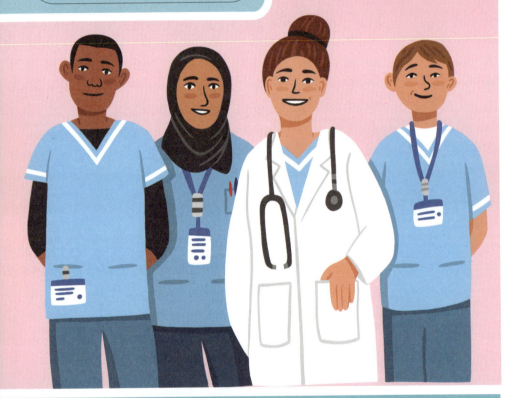

VACINAS

As vacinas são remédios que impedem você de ficar doente. Desde que foram inventadas, elas salvaram milhões de vidas. Os cientistas estão agora desenvolvendo vacinas para ensinar o sistema imunológico a prevenir doenças como **CÂNCER** e **ALZHEIMER**. Muitas vacinas novas não são injetadas, mas dadas na forma de sprays nasais ou adesivos que grudam na sua pele.

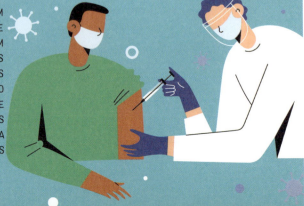

NANORROBÔS

Os nanorrobôs são minúsculos robôs que entram no seu corpo para tratar doenças. Geralmente são programados para fazer uma coisa especial, como levar o remédio diretamente até células cancerosas.

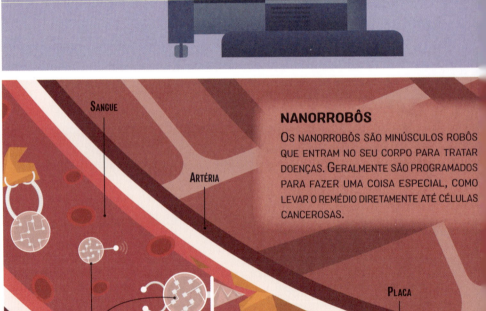

Aqui você pode ver nanorrobôs dentro de uma artéria. Eles estão desobstruindo a placa que causaria um ataque cardíaco se deixada no local.

46 AVANÇOS MÉDICOS

MAPEANDO O CÉREBRO

O nosso cérebro é muito complexo. Os cientistas já sabem muito sobre como funciona, mas ainda há muito para aprender. Nos próximos dez anos, os cientistas esperam compreender muito mais sobre os caminhos que controlam visão, memória e emoção. Eles esperam desenvolver novos tratamentos para doenças como autismo, epilepsia e Alzheimer.

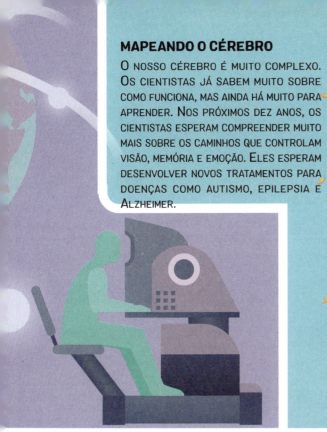

TOMOGRAFIAS PARA DIAGNÓSTICO

Já utilizamos muitos tipos de tomografias diferentes para diagnosticar doenças, desde **RAIOS-X** até **ULTRASSOM** e **IRM** (imagens por ressonância magnética).
A tecnologia de IA (inteligência artificial) e imagens 3D são apenas dois dos campos em que promissoras pesquisas recentes estão avançando.

IMUNOTERAPIA

A imunoterapia é uma maneira de tratar a doença usando o próprio **SISTEMA IMUNOLÓGICO** do paciente. Já está sendo usada para tratar diversos tipos de câncer, muitas vezes com grande sucesso.

Aqui você pode observar como um tipo de imunoterapia, chamada de terapia de célula CAR-T, é usada para tratar câncer.

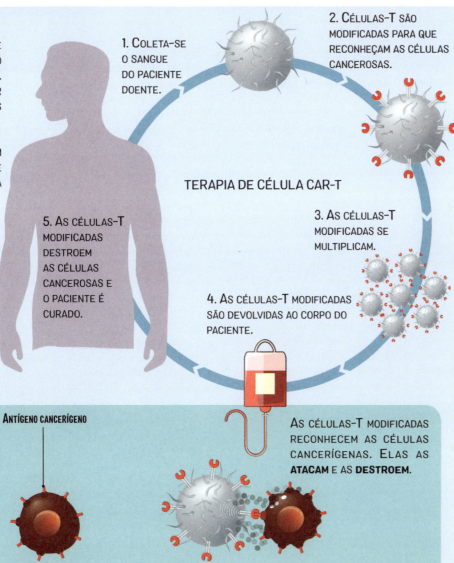

TERAPIA DE CÉLULA CAR-T

1. Coleta-se o sangue do paciente doente.
2. Células-T são modificadas para que reconheçam as células cancerosas.
3. As células-T modificadas se multiplicam.
4. As células-T modificadas são devolvidas ao corpo do paciente.
5. As células-T modificadas destroem as células cancerosas e o paciente é curado.

As células-T modificadas reconhecem as células cancerígenas. Elas as **ATACAM** e as **DESTROEM**.

Receptor antígeno modificado — Antígeno cancerígeno
Célula CAR-T — Célula cancerígena

IMPRESSÃO DE NOVAS PARTES CORPORAIS

Quando pessoas doentes precisam de um novo órgão como um coração ou um pulmão, elas precisam esperar até um doador saudável morrer. Às vezes não há órgãos saudáveis disponíveis. No futuro, os cientistas esperam conseguir imprimir novos órgãos usando impressoras 3-D. Muita pesquisa tem sido feita, mas ainda não estamos totalmente lá.

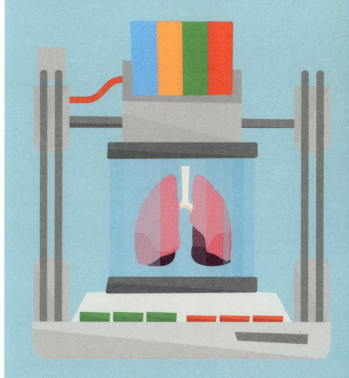

ÍNDICE

A
ACNE 36, 37
ADRENALINA 36
ALERGIAS 35
ALIMENTAÇÃO 42
ALVÉOLOS 28, 29
APARELHOS AUDITIVOS 21, 45
ARTÉRIAS 24, 25
ARTICULAÇÕES 12-13
AUDIÇÃO 20, 21, 47
AUTISMO 44

B
BACTÉRIA 9
BEXIGA 32, 33
BOLHAS 16
BRÔNQUIOS 28, 29
BRONQUÍOLOS 28, 29
BULBO OLFATIVO 23
BULLYING 43

C
CABELO 17
CAIXA DE VOZ 29
CÁLCIO 12
CANAL AUDITIVO 21
CÂNCER DE PULMÃO 29
CÉLULAS 8-9, 10
CÉLULAS-TRONCO 8
CÉREBRO 7, 18-19, 47
CIRURGIA ROBÓTICA 46
CORAÇÃO 24-25
CORDÃO UMBILICAL 39
CRÂNIO 12
CROMOSSOMOS 10-11, 41

D
DEFICIÊNCIAS 44-45
DENTES 30
DEPRESSÃO 44
DERME 16
DESFIBRILADOR 25
DIABETES 37
DIÁLISE 33
DIAFRAGMA 28
DISLEXIA 44
DNA 7, 9, 10-11
DOAÇÃO DE SANGUE 27

E
ECZEMA 16
EMBRIÃO 38
EPIDERME 16
EQUILÍBRIO 21
EQUILÍBRIO DE ÁGUA
ESPERMATOZOIDES 38
ESQUELETO 12-13
ESTÁGIOS DA VIDA 40-41
ESTÔMAGO 30, 31
EXERCÍCIO 15
EXPECTATIVA DE VIDA 41

F
FETO 39
FÍGADO 30, 31
FLATULÊNCIA 31
FUMO 29, 43

G
GÊMEOS 10, 39
GENES 10-11
GENOMA HUMANO 10
GLÂNDULA PITUITÁRIA 36
GLÓBULOS BRANCOS 26, 34, 35
GRAVIDEZ 39
GRUPOS SANGUÍNEOS 26

H
HEMÁCIAS 26
HEMATOMAS 16
HÉLICE DUPLA 11
HEREDITÁRIO 11
HORMÔNIOS 36-37
HORMÔNIOS DA ADOLESCÊNCIA 36

I
IMPLANTE COCLEAR 45
IMPRESSÕES DIGITAIS 17
IMUNOTERAPIA 47
INFLAMAÇÃO 35
INTESTINO DELGADO 30, 31
INTESTINO GROSSO 30, 31

L
LARINGE 29
LINGUAGEM DE SINAIS 45
LUTAR OU FUGIR 36

M
MACRÓFAGOS 35
MEDULA ESPINHAL 19
MEDULA ÓSSEA 13
MEMBROS BIÔNICOS 45
MEMBROS PROSTÉTICOS 45
MICRÓBIOS DO INTESTINO 31
MOBILIDADE 45
MÚSCULOS 14-15
MÚSCULO CARDÍACO 15
MÚSCULOS ESQUELÉTICOS 14
MÚSCULO LISO 15

N
NANORROBÔS 46
NEURÔNIOS 8, 18-19
NÍVEIS DE AÇÚCAR NO SANGUE ... 37
NUTRIENTES 30

O
OLFATO 22, 23
OLHOS 20
OSSOS 12-13
OUVIDOS 21
ÓVULOS 38

P
PALADAR 22
PÂNCREAS 37
PAPILAS GUSTATIVAS 22
PARADA CARDÍACA 25
PELE 16-17
PERMANECER SAUDÁVEL 42-43
PLACENTA 38, 39
PLAQUETAS 26
PLASMA 26
POMO-DE-ADÃO 29
PRESSÃO SANGUÍNEA 27
PUBERDADE 40
PULMÕES 28-29
PULSO 24
PUM – VEJA FLATULÊNCIA

R
RCP 25
REFLEXOS 19
RINS 32, 33

S
SANGUE 26-27
SISTEMA CIRCULATÓRIO 27
SISTEMA DIGESTÓRIO 30-31
SISTEMA ENDÓCRINO 36-37
SISTEMA IMUNOLÓGICO 34-35
SISTEMA LINFÁTICO 34
SISTEMA NERVOSO 8, 16
SISTEMA REPRODUTIVO 38-39
SOM 20, 21
SONHOS 19
SONO 19, 42
SUOR 17

T
TATO 22
TECIDO SUBCUTÂNEO 16
TECIDOS 8
TECIDOS CONECTIVOS 8, 15
TECIDOS EPITELIAIS 8
TECIDOS MUSCULARES 8, 14, 15
TECNOLOGIA MÉDICA 46-47
TELÔMEROS 41
TEMPERATURA CORPORAL 16, 17
TENDÕES 14,
TERAPIA GENÉTICA ....
TÍMPANO ....
TIREOIDE ....
TRANSPLANTE DE CORAÇÃO ......
TRANSTORNOS ALIMENTARES ....
TRANSTORNOS DE APRENDIZAGEM .. 44
TRATAMENTO DE FERTILIDADE 39
TUBOS CAPILARES 27
TUBAS UTERINAS 38

U
UNHAS 17
URETER 32, 33
URETRA 32, 33

V
VACINAS 34, 46
VEIAS 24, 25
VISÃO ....
VITAMINA D 17,

RECONHECIMENTOS

ÀS VEZES AS COISAS DÃO ERRADO EM NOSSOS CORPOS OU MENTES E FICAMOS DOENTES. ISSO FAZ PARTE DA VIDA. EXISTEM MUITOS TIPOS DIFERENTES DE TRANSTORNOS E DOENÇAS, DESDE LEVES INDISPOSIÇÕES COMO TER UMA DOR DE CABEÇA OU PEGAR UMA GRIPE ATÉ ENFERMIDADES POTENCIALMENTE FATAIS COMO CÂNCER OU DOENÇA CARDÍACA. AS DOENÇAS GERALMENTE SE INSEREM EM CATEGORIAS OU GRUPOS. AQUI VOCÊ PODE VER ALGUMAS DAS MAIS COMUNS.